U0736574

毓涵斋中医夜话

经典经方本如此

贠克强 著

武国霞 整理

中国中医药出版社

·北京·

图书在版编目（CIP）数据

经典经方本如此 / 贠克强著．—北京：中国中医药出版社, 2017.5(2019.8重印)

（毓涵斋中医夜话）

ISBN 978-7-5132-4092-5

Ⅰ．①经…　Ⅱ．①贠…　Ⅲ．①经方—研究　Ⅳ．① R289.2

中国版本图书馆 CIP 数据核字（2017）第 059477 号

中国中医药出版社出版

北京经济技术开发区科创十三街 31 号院二区 8 号楼

邮政编码　100176

传真　010 64405750

廊坊市祥丰印刷有限公司印刷

各地新华书店经销

开本 880×1230　1/32　印张 9.25　字数 175 千字

2017 年 5 月第 1 版　2019 年 8 月第 3 次印刷

书号　ISBN 978 - 7 - 5132 - 4092 - 5

定价　49.00 元

网址　www.cptcm.com

如有印装质量问题请与本社出版部调换（010-64405510）

版权专有　侵权必究

社长热线　010 64405720

购书热线　010 64065415　010 64065413

微信服务号　zgzyycbs

书店网址　csln.net/qksd/

官方微博　http：//e.weibo.com/cptcm

淘宝天猫网址　http：//zgzyycbs.tmall.com

内容提要

本书为《毓涵斋中医夜话》之一。负克强先生除对《内经》中一些学术问题追根溯源式的探讨和展现外，主要是就仲圣《伤寒杂病论》中一些具争议性、模糊性问题的掘幽探微，以及对经方医学的本质钩沉。

作者并非追逐当下风行的经方学术流派，而是通过冷静的思考和探索，结合自身充分的临床实践，苦心挖掘病证和经方之间内在的本质联系，提出"方机对应"的经方思想，另辟蹊径而触及了经方医学之三昧，找到了经方医学之根本，对广大中医同仁和经方学者的意义不言而喻。

另外，书中尚有作者对中医特定之络、膜和玄府气液三大学术以及一些中医大要的本质探讨和实践，颇有学术意义和临床价值。

仝序

克强医师，是我在微博上认识的一位同道中人；虽未谋面，但其医话医案及专论，我在微博时有浏览，常有耳目一新之感。这次较为完整地披阅了他的"夜话"系列，对他的学术和临床，便有了较为全面的了解。

克强医师坚守基层中医诊疗将及三十年。他习读典籍，远求诸贤，近取各家，验于临床，耽于思考，坚持总结，不论学术思想，还是临床实践，都取得了实实在在的成果。这在当下尤显难能可贵。

看克强医师的"夜话"系列，形式上有短文、有长篇、有专论、有概述，词章典雅，生动活泼；内容上剖经典、说经方、参自然、示案例、述病机、谈诊治、晓方药，视角独特，视野开阔，读来不仅有补于学术与临床，还有神心之享受。

克强医师的中医功底扎实，悟有独到；长处基层，思想未有羁绊，且熟稔传统文化和哲理思辨，对医理之提炼，可谓精准到位。如他把机体内物质、功能、心神等构筑的整体生理状态，概括为"内生态"，一是有别于体外之生命环境，二来便有动态平衡的涵义在里面。他提出的"天人合一、对立统一、动态平衡、一气周流思想下的辨机论治观"，是他长期于中医学术探讨过程中，充分采纳传统哲学思想、紧密结合自身临床实践涵养蕴育而成。以"天人合一"为首者，意在机体的生命活动首先不能脱离和违背自然规律而存在；"一气周流"则是机体的最佳生命状态；而"对立统一、动态平衡"则是"一气周流"的根本保障。如果此四者是指导思想和衡量旨归的话，则"辨机论治"就是诊治过程中的具体落实；认为"机"有别于"证"这个特定阶段下的主要病理状态；其所言"辨机"，意在诊治过程中把握深层的、本质的核心机转，以及从病因病机到病位病性直至发展预后的病理环节，最终以此作为遣方用药的依据。

此皆于理于验而有所本，贴于临床，言之有物，继承并有创新，而自成体系矣。其谓"辨机论治观"在经方医学中的体现就是"方机对应观"，亦言之有据之说，也算是为经方学术之发展而另辟蹊径了。

众所周知，于辨治途径而言，除辨证辨机而论治外，还有辨病施治（包括专病专方专药）、辨因施治（如治疗瘟疫，抗病原微生物为第一），经方医学中更有六经方证对应之法等。这些方法，因其直捷而效敏，或更适合于重急特病之诊治矣。

而克强医师所秉持"天人合一、对立统一、动态平衡、一气周流思想下的辨机论治观"，无疑具有一定的高度性和普适性。因其精谨而致密，或更适合于慢性疾病和疑难杂证的诊治与康复；相对于

"短、平、快"之经验招式、"速食"技法，克强医师所秉所持，于当下的中医学术和临床，定有不小的引导意义和借鉴价值。

今克强医师"夜话"系列付梓之际，请序于余，余乐为文推介，更乐见广大中医同仁阅读而受益也。

仝小林

2017 年 3 月 10 日

于北京知行斋

仝小林，中国中医科学院首席研究员，主任医师，博士生导师，973 计划项目首席科学家，国家中医临床研究基地糖尿病研究联盟主任委员，国家中医药管理局重点学科带头人，中华中医药学会糖尿病分会名誉主任委员，中华中医药学会方药量效研究分会主任委员，世界中医药学会联合会内分泌专业委员会会长，世界中医药学会联合会方药量效研究分会副会长兼秘书长，中国中医药研究促进会糖尿病专业委员会主任委员，国家药典委员会委员，兼任北京中医药大学教授、博士生导师，浙江大学、南京中医药大学、长春中医药大学、香港东华三院等客座教授。

张序

中华民族创造了伟大的中医药文化，中医药学是中国古代科学的瑰宝，也是打开中华文明宝库的钥匙。人类的生存、繁荣、发展，包含着人类和疾病的斗争过程。中华民族在生产生活中，也一直在经受着各种疾病的打击，但从来没有停止过和疾病的顽强斗争，而中医药无疑是我们与疾病斗争时使用的一把利剑。中医药为中华民族的繁荣昌盛做出了巨大贡献，至今仍在维护人民群众健康、促进社会经济发展中发挥着不可替代的作用。

古代没有西医，没有抗生素，没有输血，没有CT，但古人知道有病必有因，有病必须治，所以才发明了中医，并且发现中医还很有用。千百年来，中医药学一直是中华传统哲学指导下的自然学科，在"天人合一""气一元论""气聚成形""阴阳五行"理论指导下，认识研究人体生理和病理，运用天然动植物、矿物质和其他独特方式防治疾病，治疗的效果经过了千百年的实践检验。在长期的生产、生活和医疗实践过程中形成的以人为本、整体调节、全息系统的思想和观点，以及个体化预防、治疗的思想，是先进甚至超前的，在维护人类身心健康的事业中，展示出了强大的生命力。

鸦片战争前，中国医学界一直是中医一枝独秀。列强入侵后，西学东渐，西医学也在中国落地生根，两种医学体系并存，冲突在所难免。西医学以强大的"实证性"，使中医药学受到了前所未有的冲击，有一部分人对中医药持轻视甚至反对态度，主张用西医取代中医，认为中医已落后于时代，甚至出现废止中医的思潮。

随着人们对医疗保健要求的不断提高，仅仅依靠以化学药物和手术为主要治疗手段的西医已不能令人民群众满意，西医在防治疾病的过程中越来越暴露出自身不可避免的局限性，对一些慢性疑难杂症和独特疾病，西医往往专注在实证和指标上，治疗已是力不从心。面对当下疾病谱的变化，西医的应对也显得不得要领而差强人意；而调整全身状态、以自然界的动植物为药的中医，正是这方面的强项，并有其绿色、环保、低副作用、可持续发展等优势，在防治疾病方面的长处正在日益被世人所了解和重视。

在新的时期，党和国家对中医药事业高度重视。2016 年 12 月 25 日，全国人民代表大会常务委员会颁布了《中华人民共和国中医药法》，这是第一部全面、系统体现中医药特点和价值的综合性法律，它明确提出："中医药，是包括汉族和少数民族医药在内的我国各民族医药的统称，是反映中华民族对生命、健康和疾病的认识，具有悠久历史传统和独特理论及技术方法的医药学体系。"而对中医药本质精神，诊治方法之钻研、传承和发扬，更好地为人民健康服务，是我辈当务之急，任重而道远，克强先生就是其中的任重者之一。

克强和我相识较早，但对他的中医药学术道路和水平的了解，是任职于卫生部门后。他通过微博、微信等平台发表自己对中医药的思考、探索、实践成果；后又辛勤整理，出版了《原生态的中医乱弹——负克强中医微博录》，无私分享了自己呕心沥血的中医药学术思想和方法。在医院里，他的病人不但是本地十里八乡的患者，更有不少是从全国各地慕名而来的患者朋友。

克强赠我一册《原生态的中医乱弹——负克强中医微博录》，闲暇之余，不时翻阅，使我对中医药有了更进一步的了解；而时隔三年，他又以《毓涵斋中医夜话》书稿呈示于我，虽薄薄三册，但自有厚重之感，甚是欣慰。认真阅读后，深深为他几十年如一日地辛勤耕耘在中医药阵地的精神所感动，书稿凝聚着克强先生的学术思想和临床成果，体现了自身鲜明的、完整的、行之有效的学术诊疗体系，继承弘扬了中医药。这套《毓涵斋中医夜话》系列全是克强的医疗探索和临床实践，从节段篇章来看，内容或不够连贯，是他在长期临证、习读、观察、探索过程中不断地"随兴"思考、"随机"总结，但我认为，这些立足临床实践、理法方药齐备的中医药辨证思想，完全体现了中医药传统哲学思想和理论，展示了独特的方法、良好的疗效，很实用，很接地气，很能解决实际问题，完全体现了中医药服务的"简、便、验、廉",可为中医、西医临床工作者借鉴之用。

秦安县乃是"娲皇故里",传说中女娲炼石补天,抟土造人,点亮了华夏民族文明曙光。大地湾先民留传下来的用生黄土来和中解毒、用黄泥治疗跌扑损伤、用灶心黄土温经止血等方法,我们至今在用。秦安县中医人才辈出,中医药历史悠久,中药材资源丰富,中医药发展得天独厚,正适其时,大有可为。广大医务工作者应以弘扬中医药为己任,为保护人民群众健康做出贡献。

克强先生热爱中医,博学多识,学验俱厚,是我们秦安中医工作者中的佼佼者,相信他的《毓涵斋中医夜话》系列出版和发行,会对我县的中医药传承和发扬起到很好的示范引领作用,于中医界,其学术和临床价值也是不言而喻的。

《毓涵斋中医夜话》系列出版之际,克强请我作序,义不容辞,欣然提笔,是为序。

秦安县政协副主席
秦安县卫生计生局局长

2017 年 3 月 25 日

日诊习之所得，
夜话录之所成

余中医临床将及 30 年，由当初亦步亦趋之稚嫩，至当下自有机杼之小成，个中甘苦唯自知矣。然不论时移世易、沧海桑田，余临证、读书、思考之例行，未曾稍有改焉。其间，时现吉光片羽之灵机，常有思索体悟之心得；及至年过不惑，思想方趋稳健，体系渐成小熟。

然其得也，非为"有心栽花"之勉力应景，皆缘"无心插柳"之随心所欲；凡日常临证之悟会、习典之斩获、自然之启发，及读诸家之所见、参众说之是非，甚而博友同仁之叩问，皆余追索探讨之契机、挖掘思考之肇端。

常于更深人静，即沏清茶一壶于案头，遂启条缕结茧之"夜话"——或为医话娓娓，或为医案切切；或为思维逻辑，或为临证一得；或为大要精义，或为思想升华；有生理探原，有病理求真；有诊治之道，有方药之术；有养生之建言，有医事之陈述；有经典之刨根，有经方之钩沉；有名家医案之读说，有大师学术之伸发……

余"夜话"之文，或凝短章，或成千言，不拘一格，亦散亦杂；

内容虽纵横裨阖、视野阔泛，然一经梳爬，余之学术思想和诊治体系，便见清晰明朗，一言以蔽之，乃"天人合一、对立统一、动态平衡、一气周流"思想下的"辨机论治观"也。

"夜话"之体系，正如余之斋名曰"毓涵"，皆余于学术、于思想培育涵养而所成；此后仍将初心不忘，毓之涵之以续"夜话"焉。为中医学术补偏救弊计，终为民众病患之需之助想，余不忍自私或淹没，不欲有半点保留与遮隐；遂应博友同仁之呼声，在张钢钢、华中健老师之精心策划，顾勤老师之关爱支持下，继《原生态的中医"乱弹"》后，今与后皆以"夜话"之系列公之于众，名曰《毓涵斋中医夜话》耳。

本着内容活泼而读者"兼看则明"之整编思想，"夜话"系列继续引用或采录了一些博友之互动跟帖，主要有客主之问答、博友之评点、观点之质疑、后续之辩论，"热闹"而精彩，使"夜话"丰富、灵动了许多，更拓宽了读者之视野，予读者留下独立思考和判断之契机矣。

最后，要特别感谢仝小林老师和张荣生局长于百忙之中对《毓涵斋中医夜话》系列书稿披阅并热忱作序推介。

毓涵斋　贠克强

2017 年 3 月 29 日

我的经方"方机对应观"（代前言）

"方证对应"是胡派伤寒学术之要点，并誉其为"辨证的尖端"。此辨证者，先辨六经（病），再辨方证（辨别属于哪个经方所主之证），要求对应点较多。为了探究经方的功效多维性、对应证机多向性，以便拓展经方的适应范围，最终使经方临床运用更加灵活机动而效果发挥最大化，余提出"方机对应"的观点。

1. 经方的"一方多法（效、证）"

所谓经方功效的多维性，就是从不同的角度、不同的视点来考察的话，一个经方的功效就不是单一的，而是多维的。也可以说，于经方存在一方多法、一方多效、一方多证的问题。一方数证之用，常贯穿于整个《伤寒杂病论》中，如甘草泻心汤除治心下痞外，还治狐惑病；炙甘草汤除主"伤寒脉结代，心动悸"外，还治"肺痿涎唾多"。如果把经方的功效"扳机点"比作"钥匙"的话，一个经方就有数把"钥匙"（可以称为"方钥"），可以开不同病证的"锁"。例如，大青龙汤既可治疗"表寒外束，阳气内郁，化热扰心"之"太阳中风，脉浮紧，发热恶寒，身疼痛，不汗出而烦躁者"（《伤寒论》38 条），又可治疗"风湿困表，表阳郁闭"之"伤寒脉浮缓，身不疼，但重，乍有轻时，无少阴证者"（《伤寒论》39 条）。桂枝汤既可以解肌和营卫以祛风解表，主治太阳中风表虚证；也可以化气助生发以育阴培阳，主治虚劳虚寒之证；还可治疗初孕而气血一时不足，脾胃运化一时无力之妊娠恶阻。小柴胡汤既可以治邪郁少阳，半表半里，枢机不利者；又可治妇人热入血室者；还可以治木郁土虚，阴阳不交，生发不畅者，如《金匮》以之治疗妇人产后血亏郁冒、孤阳上厥之证。如此者不胜枚举。

如何考究经方功效的多维性？一是于仲师"一方多用"中可以获得（这个注重经方者多知）；二是可以通过不同视点、不同角度考察方中各个药物功效的多样性，再把方中药物的这些"别样"功效重新配伍组合，便可获取此方的其他重要功效点。以葛根芩连汤为例说明：葛根芩连汤于《伤寒论》本为误下致太阳表邪内陷，下合阳明湿热，正邪激荡，上迫下逼而成喘、汗、利所设。但以另一个角度考察其中药物之功效，则葛根尚有走上宣痹、通经活络之效，由此可知，葛根芩连汤尚可疏通头颈肩背部湿热阻滞经络者，此乃葛根芩连汤另一功效"扳机点"，亦即另一把"方钥"也。

2. 辨病—辨证—辨机

再说辨证，方证对应模式者多始于辨病终于辨证，然后以"证"考索获取所对应之经方。窃以为，于辨证的基础上，还应该继续辨"机"，即此证的内在病理机转或核心机要点。当然，这个"辨机"不止于六经辨证之上，还可基于其他辨证模式，如脏腑、经络、八纲辨证等。这样一来，则不同个体的同一个"证"（此指方证之"证"），或许其内在机转不同（如同为大青龙汤证，《伤寒论》38 条其核心证机是"表寒外束，阳气内郁，化热扰心"，而 39 条则是"风湿困表，表阳郁闭"）。这样追究病证内在核心机转的辨证，就直入病证之本质，而尤为精准精细。比喻的话，这个病理核心机转就是病证的"锁"，也就是"证锁"

3. 经方运用的"方机对应"

窃以为，辨证要准、要深入、要本质、要核心，须从辨病到辨证再至辨机，这样方可找到"证锁"；运用经方要活、灵、准、稳，须精心考察并熟练掌握经方内在的、多维的功效"扳机点"，亦即一个经方的多把"方钥"。运用经方最终目标要落到临床效果的最大化，就须准确找到"证锁"，而以最恰当的"方钥"去打开，此即经方运用之"方机对应"耳。例如，不管是什么病证，诸如便秘、失眠等，只要其内在病理机转即"证锁"合乎小柴胡汤其"方钥"之一，就可以用小柴胡汤治疗。

4. 方机对应的临床优势

个人临床证明，"方机对应"乃行之有效之举。

例如，余常以葛根芩连汤加味治疗一些颈椎病、肩周炎、心脑血管病、中枢神经病等属湿热腐浊阻滞头脑、颈项、肩背部经络者，效果显著而稳健。又如厚朴七物汤乃桂枝汤去芍药合厚朴三物汤而成，于《金匮》为外疏表邪、内泄里实之表里双解方，然结合其药物组成，以另外角度研判，方中厚朴三物汤合桂枝可通阳泄满，而姜、枣、草安中和药，故此方如另用于阳郁而下焦滞满之证，则亦恰合机宜。曾诊一患，小腹坠胀以晚为甚，食后呃逆，便秘溲利，舌暗苔腻而后泛黄，脉滑紧。析病机"证锁"，当下焦阳郁，热邪滞满，正合厚朴七物汤之另一把"方钥"，遂以此方去大枣加半夏、杏仁治之，患者服 5 剂减，而 10 剂愈。此案如以"方证对应"角度观之，似有不合，然其证机和此方另一内在功效点甚有通合之处，且临床效果确切，此即"方机对应"之优矣！

为什么在经方的运用上要如此费心？因为经方结构严谨，配伍精妙，方义合乎"自然之道"，故疗效确切而稳定，但最为重要的是，"方机对应"用经方！

毓涵斋　负克强

2017 年 3 月 15 日

目录

《内经》刨根

"病机十九条"为何不言燥气

《内经》"病机十九条"不言燥气，今古诉讼，莫衷一是。结合临证，思索既久，悟及燥非独立之气耳。

在天，燥气应秋，乃明末清初喻昌所立，但秋燥之生多因凉降而气化不及所致，非独有燥气矣；于人，燥之气、燥之邪，实乃局部或整体因故缺乏阴液的一种证候而已。燥之生，实者因于凉收（降）、寒凝、湿（痰、饮）阻、气滞、血瘀等致津气失布；虚者则因于风散、温耗、火烁或其他邪气（如癥瘤等）之耗损致津亏血虚精夺，或气阳衰少，气化不及，故又有凉燥、温燥、亏燥之分。

可见燥之生，实为其他各气或各邪所导致或衍生，为附属病理因素或病理环节，除了其他各气或病理因素则无燥可生，故相对于风寒暑湿火，燥非独立、独生之气（邪），言其他则燥自在其中焉。故"病机十九条"不言燥，非为疏忽矣。

金元刘完素以"诸涩枯涸，干劲皱揭，皆属于燥"补其"阙"，喻昌否定《内经》"秋伤于湿"而立"秋燥论"（其实，"秋湿"符合现实；秋燥者，由秋降而郁所致耳），从重"燥"角度是说得过去的；而叶天士似认同燥乃衍生，其于《温热论》云："风夹温热而燥生，清窍必干，谓水主之气不能上荣，两阳相劫也。"

立燥废燥，全因理解角度不同，只要掌握其产生形成之实质，则无损于临床矣。

　　所思所悟，一家之言，欢迎讨论。2013-7-7 20:01

有琴舒歌：言之成理，但"病机十九条"不够完备也是事实，恐有"为赋新诗强说愁"之嫌。2013-7-7 20:18

远程餐饮策划咨询：余以为，秋燥乃秋降所致，非叶天士所言。2013-7-7 20:59

磨中医：老师所论，包括了津气或因气机障碍分布失调，或因邪盛烁伤，或因气化不利，这可都是不同程度的"亡津液"，好像大部分的病都逃不开这些问题，会不会有点把"燥"扩大化了？ 2013-07-07 22:02

贠克强：回复 @ 磨中医　　燥的本质就是局部或整体缺乏阴液，抓住这个本质了，就不会是扩大化的问题，而是把"燥"单独分离出来有困难。2013-7-11 23:02

有琴舒歌：忽然想到一点可与贠老师这篇相印证。《难经》说："伤寒有五，有中风，有伤寒，有湿温，有热病，有温病。"联系《伤寒论》痉湿暍和太阳病，会发现其中中风、伤寒、湿家、中暍、风温恰好可以与之对应。所涉也只是风、寒、湿、暑、火五气而不及燥（当然柔痉有津液的损伤）。可见《内》《难》《伤寒》真是一脉相承。2013-9-27 17:39

有琴舒歌：回复 @ 柴虎 V　　贠老师这里强调的是要"掌握其产生形成之实质"，并没有否定"燥"立为一气的意义。而燥又确与其他五气不同，没有单独为病情况，多是在其他五气影响下造成的津液匮乏。"因气机阻滞而独

显成六淫"是一种病况，但这里更关注的是其是否单独成为病因。2013-9-27 18:09

柴虎 V： 我不同意贠老师的推导过程，不是反对他论燥的成因。天有六气，风、寒、暑、湿、燥、火。燥气主令确实存在，至于为什么"病机十九条"没有，可能是燥气主令太短，还要看当年寒湿的情况，所以没有列出来吧？毕竟古人写字太困难，可以理解，后世补回燥气的特征也挺好。理解都不碍于临床，感谢 @ 贠克强 老师引领思考。2013-9-27 18:30

【秋燥是缺乏水津吗？】 刚才看到《人民日报》官微上让大家防秋燥的方法，就是多食饮润津之品，民众亦多以为秋燥就是缺水少津，其实这是错的。秋气降，秋气敛，人体亦应之而气机敛降，相对地气化即失畅达而生"郁滞"之证，余名之曰"秋郁证"。因"秋郁"气化不畅而水津布散不达所致之燥证，即乃"秋燥"耳，故畅达气化乃防燥之本。当然，阴津素亏者，兼施养津之法，在所必然矣。2013-9-7 09:24

中医心灯： 窃以为秋燥可分为两个阶段：第一阶段是秋季前半段，酷暑方退，大气敛降，暑热裹于收敛之气中，而易成"热郁"之象，气津失于宣通，此非真燥，不可急用凉润，当辛凉疏散；而第二阶段是秋季后半段暑热已消，纯是肃杀之气，燥气显露，则当用润法。用热用寒，则当据其人具体脉证而定。2013-9-7 09:55

脑渗为涕
——兼谈《内经》的说理文法和学习方法

《内经》对生命现象以及生理病理之说理，就其单篇文法而言，系统论述者有之，而侧重或分头阐明者亦多。

比如对"涕"这个生理病理现象，《素问·宣明五气》论及"五脏化液"时云："肺为涕。"言涕为肺所化，这为大部分人所理解，但这只是说明了"涕"的常规源头。

有常就有异，那"涕"还有没有其他的源头？有。《素问·解精微论》云："脑渗为涕。"不要说伪中医和反中医者，就是一部分中医业者，对此亦持怀疑态度，或理解有迷茫。其实此乃道出了"涕"的另一源头。

于此篇中，泣涕同论，"泣涕者脑也"，言泣涕俱下或因泣而涕时，"涕"源于脑。此时泣泪出脑而涕从之，"夫涕之与泣者，譬如人之兄弟，急则俱死，生则俱生，其志以早悲，是以涕泣俱出而横行也。夫人涕泣俱出而相从者，所属之类也。"说明人志悲而"涕泣俱出而横行"时，则属"脑渗为涕"。泣涕过度或其他病理性流涕过度则头晕脑鸣，即证明了这个论断的正确性（当然，悲而涕泣俱出时，涕出亦有一部分源于肺。因悲属肺，悲则迫肺化液而涕出）。

可见，学习《内经》不可固执一端而不及其余，对同一生理病

理现象之读解，须各篇互参，且须结合经文语境和说理角度，方能获得全面系统而精准的结果。2013-11-26 12:11

再谈"脑渗为涕"

《内经》每句话不一定都是真理，但每一句、每一词、每一字（除过一些修饰词、语气词、强调语等）皆有渊源，皆有推敲，不是无缘无故来的；皆是透过生理病理现象和临床经验事实（或通过返观内景方式）来推断本质思想，再以直观方式表达出来，即如《素问·解精微论》中之"脑渗为涕"。

反中医者常以"脑渗为涕"为证据来诟病中医，就是一些中医业者对这个论断亦持怀疑态度，而相信者则对这个论断的理解还在绕圈子，认为脑髓这么重要的"宝物"怎么能直接"渗"呢？这样"渗"的话，人还能活吗？

表面上问得有道理。于是有的中医变着法儿、绕着圈儿来圆通这个论断。那么，我再加问一句，这个"脑渗为涕"难道"渗"的是脑髓本身吗？余答曰：非也。

在这个问题上，大家把脑髓本身和濡养脑髓的精微物质混为一谈了。

脑髓实乃"实质府器"也，虽如软冻但容不得挤压、流动、变形，但充养煦濡于其中的精微物质（主要由肾肝精血及督髓构成）则是可以流动的，并且也是新陈代谢的。

故在独特病理情况下，由于各种病理因素的影响，这些精微物质或因固摄无力，或因邪迫压高（不同于西医角度之脑压）而滤渗出于脑窍（眼、耳、鼻皆应为脑窍），从鼻而出者乃为涕，这便是"脑渗为涕"耳。

古圣贤为什么这里不用"流""淌""漏"等这类词呢？因为只有这个"渗"才能精准表达这个思想。

就这么简单，就这么直接，没有必要再隔着十万八千里扯些无用的东西。

或许，又有人问了，你看见这些精微物质就直接渗到鼻腔里去了？老实回答，我没有看见。但我也要问，你看见"心为汗、肺为涕、肝为泪、脾为涎、肾为唾"了吗？我肯定你也没有看见。但你如果是一个中医的话，我也肯定你相信这些论断的正确性，那么对"脑渗为涕"为什么一定要眼见为实呢？ 2013-11-28 12:31

Go 在旅途：解的高明。高明之处在于对"脑"的概念重新认定，从脑的静态结构与脑的动态运行进行了区分。就如同中医之五脏与西医之五脏不对应一样，不外乎对概念的重新认定。泪涕都是从头上所出，必然直接占用了原来用来供应头部的相关营养，但照此说来，所有头部的分泌物，如头屑、耳屎等是不是都应该算"脑渗"？ 2013-11-28 13:18

有琴舒歌：古来素把鼻渊称之为脑漏，而今竟然有人不能理解，怕多半是受西医思想影响所致。可叹！ 2013-11-28 15:10

负克强：【举一反三】没有啊，还有些情况没有讲明，如脑有邪浊而"脑渗为涕"时，就非单纯脑精微了，还包括"脑浊外泄"之物。另外，举一反三，还有"脑渗为泣"者，如"泣涕者脑也"。2013-11-28 15:19

ruoli98- 荞麦皮枕头：我很赞同这句话，是因为本身鼻炎 10 多年，记忆力严重受到影响，所以深以为然。思考《灵枢》里面均提及膀胱经、督脉入脑，此二经经气不畅必然影响脑的濡养。而大部分过敏性鼻炎、慢性鼻炎都可以通过调理此二经缓解。另外还有一种鼻窦炎，与胃经关系密切。胃经旁纳太阳之脉，长期鼻窦炎也必然影响太阳经气。2013-11-28 16:09

有琴舒歌：六阳经上头，而胆主升发，故每有风火湿热则由此经上攻头面。耳、目、鼻、口之实证常有责于胆者，盖以邪气上脑而循清窍出也。然鼻渊则非独胆热移脑一因，《内经》亦有"甚则入肺，咳而鼻渊"句。2013-11-28 17:48

【心脾两虚，脑渗为涕】女，14 岁，学生。鼻渊头痛数年，以冬季甚。刻下：头痛以前额为甚，鼻塞，清涕涟涟，疲乏，嗜睡，梦多，饮食一般，二便可，舌薄淡、有齿痕，苔白腻，左脉濡涩略躁，右脉沉细。以归脾丸合辛夷散（辛夷、藁本、防风、白芷、升麻、木通、川芎、细辛、甘草、茶叶）化裁治之。服 5 剂后各症均大减，继以原法调理巩固，并告知需耐心坚持治疗至明春。

四诊合参，此证乃为心脾两虚，心火不上煦于脑，脾气不上摄于脑，脑精失之温化摄养，加之脾胃升降失司，胃气上熏，便以脑液下渗、鼻窍不通并头痛为主要见症；疲乏、嗜睡、梦多及舌脉亦皆为心脾两虚所致。

这便是《内经》所言"脑渗为涕""心肺有病而鼻为之不利""脾不及则令人九窍不通""五脏不和则九窍不通"之见证。

治疗紧扣证机，以归脾丸化裁治本，以辛夷散化裁治标，故见效之快乃意料中事。不过，因是数年顽疾，故需利用冬藏之机，坚守"筑基"治本为要。2013-12-20 12:11

撑持全身上下内外体与神之柱——宗气

宗气，实膻中之气，亦即喻嘉言、张锡纯所言胸中大气也。宗气根于下焦元气（元气实源于先天肾气，乃命火肾阳和肾阴交媾所化生矣），养于中焦后天水谷精微，积于上焦胸中空旷之地，通于天气，贯心脉而行呼吸，统摄营卫、脏腑、经络诸气而充其间，环流不息，为撑持全身上下内外体与神之柱耳。

宗气之所以结聚于胸中而不逸散，而又能为一身之动力、一身之支撑，除其位最高并通于天气、有根有养外，上焦胸府正如紫砂壶，既可盛茶聚水，又可肤腠透气。亦即既有聚敛之力，又具通透之功。

宗气既不可郁逆，又不可下陷。因邪实于胸而气邪冲激、相挟郁逆者，则多见胸闷呃逆、头重脑胀等症，宜半夏厚朴汤、苏子降气汤等化裁治之；如宗气虚而不支以致下陷者，则多见气短不足接续、体倦神疲等症，宜张锡纯升陷汤加减治之。2016-04-07 11:16:12

我对营卫生成、循行、功效以及营卫不和的认识

前两天，余应 @ 老庄__ 之约，在微博中对这些问题就个人认识进行了节段性、选择性讨论，不够连贯和系统，觉得有必要做一梳理。

1. 什么是卫气和营气（亦即荣气）

《素问·痹论》云："荣者，水谷之精气也，和调于五脏，洒陈于六腑，乃能入于脉也。故循脉上下贯五脏，络六腑也。卫者，水谷之悍气也，其气慓疾滑利，不能入于脉也。故循皮肤之中，分肉之间，熏于肓膜，散于胸腹。"《灵枢·本脏》云："卫气者，所以温分肉、充皮肤、肥腠理、司开阖者也。"《灵枢·邪客》云："营气者，泌其津液，注之于脉，化以为血，以荣四末，内注五脏六腑。"

这些引文就足以说明：卫气者，乃敷布于体表分肉、布散于胸腹、煦熏于脏系腑膜、司主腠理开阖、卫外而为抗邪的剽悍之气，因其有卫外之功，故名其为卫。营气者，循流于经脉内，泌化津液而为血，并随经脉之运行，贯络调洒于五脏六腑及四末百骸等各类生理结

构而充为营养和功能物质的精润之气，因其总在经脉内运行，故有营养之功，且如军营、营盘、营垒一般有一定的独立性，故名其为营。可见营卫之名，关乎军事。这里需要明确的是，卫气乃纯正之气，而营气泌其津液注之于脉而为血，当为血性之气，故常营血并称。

2. 营卫的生成源头和循行起始

根据《灵枢·营卫生会》首段（原文略）和上述引文可知，营卫之生成，其物质源头皆为水谷精微，由中焦脾胃所化生，上传于肺，肺朝百脉，而水谷精微中的清润者化为营气，入脉随行而"和调于五脏，洒陈于六腑"并荣四末，故营气之生成和初始皆源于中焦。

但卫气之生成相对比较复杂，此段中"浊者为卫"者，乃言水谷精微其悍浊者化为卫气。但余以为此只是卫气生成的源头之一。

本篇黄帝第三问之岐伯答复中有云："营出于中焦，卫出于下焦。"此答营卫"何道从来"，即从何处来。"营出于中焦"和首段相呼应，不必赘述。但这里的"卫出于下焦"，即使以循行起始理解，也感觉和首段所言有脱节之处。中上焦已经生成了并伴随于脉外至机体表里组织，怎么又出于下焦？下焦对卫气的生成有否参与？而《太素》《千金》于此处并作"卫出上焦"，乃疑"下"为"上"之误。但真是这样吗？有必要探讨。

《灵枢·营卫生会》对营卫的生成源头和循行起始分而论之，导致后世对卫出何处，基本有三种不同观点，分别为上、中、下三焦。其实，统筹全篇，卫气的生成源头和循行起始不能截然以分。这三种观点针对部分言之应该都对，但都不全面。

《内经》对同一生理或病理或生命现象的说理，在不同的篇甚而同一篇中，有时会得出不同的结论。这不排除版本流传中之人为失误，还有相当一部分是由于不同的篇幅或段落论理所采取角度、针对部分或着眼点不同所造成的，这也是《内经》说理的一个特点。这时候要形成全面而深刻的认识，须靠学者整体把握和综合统筹后方能获得。比如，此篇中关于卫气的生成，如统筹全盘，再结合临床患者反应，则上、中、下三焦皆是脱不了关系的。

窃以为，卫气的生成过程如下：中焦所化生水谷精微之气，上传于肺，其悍浊者，合上焦呼吸之气且经其之肃布，至下焦后又融先天肾气之蒸化，至此方为纯真之卫气，再经由下焦之升腾而出行全身，司卫外、温运、统摄、固密之功。但支持"卫出于上焦"的大多数学者和医者对其认识仅局限于肺气的宣肃，而少了呼吸之气的参合，应该是不到位的。结合临床，人体在缺氧状况下，卫气的功效还能正常发挥吗？另外，支持"卫出于下焦"者，如单从阴阳升降或循行起始来理解（如张景岳言："卫气属阳，乃出于下焦，下者必升，故其气自下而上，亦犹地气上为云也；营本属阴，乃自中焦而出于上焦，上者必降，故营气自上而下，亦犹天气降为雨也。""卫气者……故于平旦阴尽阳气出于目，循头顶下行，始于足太阳膀胱经而行于阳分，日西阳尽，则始于足少阴肾经而行于阴分，其气自膀胱与肾，由下而出，故卫气出于下焦。"）而缺了先天肾气的化融，也应该是不够的。一个先天肾气、肾阳虚亏的患者，大家可以想想他（她）的卫气状态是怎样的？起码卫外乏力，畏寒怕冷，常感冒。所以，卫气之生成，离不开中焦水谷精微之后天基础、上焦呼吸天气之合肃、下焦先天肾气之融蒸，三者之共化缺一不可。而纯真卫气之循行，则始于下焦。至此，我们还可得出一个结论，"卫出于下焦"在本段语境中应该是没有错误的。

3. 营卫的循行

先应该搞明白经脉和血脉（即脉管）的区别。《内经》中"脉"的实质性概念比较混乱，出现了两套"脉体系"，一套是无形不可见者，一套是"解剖可视之"者，而且对二者的区别论述不是十分清晰。如《灵枢·经脉》云："谷入于胃，脉道以通，血气乃行。"《灵枢·九针》云："经脉者，所以行血气而营阴阳，濡筋骨，利关节者也。"《灵枢·海论》云："夫十二经脉者，内属于脏腑，外络于肢节。"而《素问·五脏别论》则说："脑、髓、骨、脉、胆、女子胞，此六者，地气之所生也，皆藏于阴而象于地，故藏而不泻，名曰奇恒之府。"这里又提出"脉"是藏而不泻的"奇恒之府"，这就导致了不少人的认识混乱和错位，故需要整合和统筹以分别之。

余通过整合参以己意是这样认为的：两套"脉体系"在中医角度是客观存在的，二者存在的形式和功能是不同的。一套是经络系统，包括经脉（正经和奇经）和络脉（孙络、浮络、血络等）。经络经特殊科技手段探测，其循行路线符合《内经》之描述，但和解剖所见之血管、神经等并不吻合，说明其实质非血管、神经等，而是"无形"的特殊通路。窃以为，在中医意义上，经络的实质就是机体生理及代谢物质（气血精津液和痰湿浊气等）通行和功能联络的道路，"有功无形"，流通不休，循环往复，且不具有管道封闭性，经络内外在流通过程中时刻进行着物质代谢交换。而经络流通和内外交换的动力来源于三焦之气、脏腑之气的推运和经络内外环境的动态平衡，其功能正如《灵枢·九针》所云："经脉者，所以行血气而营阴阳，濡筋骨，利关节者也。"可见经络是气血流通功用之系统。当下一般习中医者心目中的"血脉"其实就是经络系统的一部分。关于经络的发现，有言是古人在解剖中见到血管、神经等受到启示而发现的，这个好像不靠谱，要不为什么不吻合呢？有言古人在劳动过程中，经与疾病斗争而先发现穴位，串起来而发现了经络，这个稍有分析能力者就会觉得是一厢情愿的事；还有认为是，古人针灸、按摩时出现的感传现象及循经证候群启发了经络的发现，这个则需要多少个非常典型的个例表现，还必须要"大数据"般的统筹，这在古代也好像不可能。我个人认为，最靠谱的就是古代圣贤在修炼过程中即特殊"功能态"下"返观内视"（即"内景"）发现的。达到一定修炼程度者能通过无数次的体验，完全可以将其描述定位下来，而别人也可以通过修炼来印证。但有人提出，如果是"内景"所得，那为何出土古医籍中有载十一经者？难道有者"看"到了十一条，有者看到了十二条？我想，即使"内景"，也不是一个人一下子就"看"得非常清晰和完整，需要不同时期之众多修行者以其"内景"所得逐渐修正补充后才能完善。所以，这也有个从模糊到清晰、从缺如到完整的过程。

言归正传，再谈有形可见的一套"脉系统"。这套就是血脉系统，这在《内经》中就是奇恒之府之一的"脉"。作为奇恒之府的"脉"藏而不泻，应该是具有管道封闭性质而较少流通者，并且是有形可见的，因此相当于机体内大血管群。虽然血管在西医意义上属物质流通交换性质，但在中医角度，是营血贮藏备用之系统。经络和血脉两系统是互通的，流通和贮藏互为交换。

由上述可知，"营在脉中，卫在脉外"之"脉"无疑就是经络系统。

这些问题解决了，再谈营卫的循行情况。《内经》中关于营卫的循行论述，在不同角度涉及的篇幅较多，这里就不一一列举。至于卫气怎样行阳二十五度、行阴二十五度、五十而营卫复大会等，余以为临床意义不是很大，这里就不一一展开来讨论。下面通过整合统筹，就个人理解主要谈这么几点：

（1）"营在脉中，卫在脉外"，虽各行其道，但相互伴行、亲密无间而又"外内相贯"（《灵枢·卫气》语），保持动态平衡，出入于机体内外、脏腑经络等，营周不休，是营卫循行的主要状态。

（2）卫气除白天随经络循行于体表温分肉、充皮肤、肥腠理、司开阖外，少部分还随经络入内，到脏系腑膜，散于胸腹，对脏腑或其他体内组织结构起卫外、温运、固密作用（这时候还称卫气，这对余先前的认识有修正。先前以为，行于表则称卫气，行于里则不是）；营气除主要部分入脉至内"和调于五脏，洒陈于六腑"外（营气在经脉内至脏腑或其他组织结构处时，则别行经隧入内以行和调、洒陈、荣养之功。如《素问·调经论》云："五脏之道，皆出于经隧，以行血气。"），还有一部分随经络特别是浮络、血络到体表，对皮肤腠理分肉和四末发挥荣养之功，即《灵枢·营气》所云："流溢于中，布散于外。"

（3）卫气的大部分在白天傍随经络，主要是足太阳膀胱经行于体表，随着夜晚的降临，则逐渐"撤退"入内，随足少阴肾经入脏，并在五脏内及其间的气街（体内脏腑和经络外，卫气及其他先后天之气循行之路）处循环往复。至夜半，体表绝大部分卫气已撤至体内，在五脏内和营气大会合。夜半营卫相会，曰"合阴"，此时"万民皆卧"，才能给"合阴"创造"内生态"条件（如熬夜不卧，则营卫合不了阴，长期则身体健康必然受损）。平旦，卫气则又从足太阳膀胱经出行于阳分体表，"如是不已，与天地同纪"。

（4）营气的循行规律主要是在十二经脉及其分别所属脏腑内营周不休，如环无端：出于中焦，上传于肺，由手太阴肺经，入手阳明大肠经，再至足阳明胃经……最后复注入肺。其支别者，又行于督任二脉，下注肺中。

4. 对"营卫不和"的认识

有必要先了解营卫的关系。营卫的关系是：卫对营起护卫、固摄、温运、开导作用，营为卫起吸附、濡润、负载、支撑功效。如前所述，"营在脉中，卫在脉外"，虽各行其道，但相互伴行、亲密无间而又保持动态平衡，出入于机体内外、脏腑经络等，营周不休。所谓营卫不和者，就是这个营卫动态平衡关系因外邪侵袭或自身因素被打破时的病理状态。如《素问·气穴论》云："营卫稽留，卫散营溢，气竭血著，外为发热，内为少气。"故营卫不和，并非一定是营卫对立起来"打架"。

营卫不和，最著名者，莫过于《伤寒论》中桂枝汤证。但有习者不认可，言仲师从未有"营卫不和"的提法，同时质疑《伤寒论》中有这个证机；还有人认为不能以《内经》营卫之理来考量仲师书中的营卫问题，说不是一个体系。那么就有必要讨论一下这些问题。

《伤寒论》53条，所见版本皆荣卫并论且皆云"荣行脉中，卫行脉外"，而《金匮要略·中风历节病脉证并治》9条中有云："营气不通，卫不独行，营卫俱微，三焦无所御。"这些条文就说明仲师营卫学术是和《内经》一脉相承的，兹不赘言。

再谈《伤寒论》中有否"营卫不和"这样的证机。"和"在《伤寒论》运用广泛，如29条"若胃气不和"、211条"脉自和者不死"、252条"睛不和"等等，不一而足。这些"和"在仲师本意为单一生理器官正常谐和之意。而分别涉及营卫以"和"与"不和"论者，《伤寒论》53条有"荣气和"、54条有"卫气不和"；同时涉及营卫者，53条有"以卫气不共荣气谐和故尔""荣卫和"；

直接论营卫关系者，95 条有"营弱卫强"、12 条有"阳浮而阴弱"。但由于其他几个版本中均无 53 条此语，故存疑待考。此外，仲景书中均无"营卫不和"的提法。据此，一些医者、习者提出如上质疑。

诚然，仲景书除 53 条存疑外，便无"营卫不和"原话，"营卫不和"或是后人对此类证机的概括。那么，这个概括或提法有无依据？是否合理精准？我个人的答案是肯定的。原因有如下两点：一者，如上所述，"和"除过指单一事物内部正常谐和外，其更多的意思在于两个有密切联系的事物之间平衡和谐、相辅相成或对立统一、相反相成的关系；二者，仲师上承《内经》，在《伤寒论》太阳中风和其他证机类似病理中，把营卫也作为这样一对最密切关联，相辅相成，保持动态平衡，可以说成"一荣俱荣、一损俱损"的生理和病理关系。既如此，正如前面所述，一旦营卫这种关系因外邪侵袭或自身因素被打破，就是"不和"。而仲师除以"卫气不和"外，则以"营弱卫强""阳浮而阴弱"来代表这个病理状态。这难道不是"营卫不和"吗？一定要二者对立起来"打架"才算"不和"吗？而桂枝汤正是和解这个"营卫不和"的。当然，除过太阳中风外，其他"营卫不和"证机类似者也可以用桂枝汤来解决。或许，有人会问，为什么仲师在"卫气不和"但"荣气和"的病况下也用桂枝汤？对这个问题，大家应该不难想通。这里的"荣气和"是"荣气未受邪"之意，并不代表"荣卫和"，而"卫气不和"是言病由卫气受邪或卫气自病而起，也不意味着"营卫和"。事实上，这时营卫二者的和谐关系也是被打破了，故亦属"营卫不和"之状。要不，如果真只是"卫气不和"，则只以桂枝合姜枣草"和卫"就可以了，何须芍药"和营"而多此一举？可见，"营卫不和"这个概括或提法，是有坚实依据的，既合理又精准，提纲挈领，一点不显得突兀。延续到当下，更成了绝大部分医者认同且约定俗成的证机命名。当然，一定不承认也是可以的，但出发点只能从营卫各自受邪或自病的角度着眼。

就此打住。至于所谈的这些，临床意义何在，习者就自己参考思想吧！一整个休息日，余心力有点疲乏了。虽啰啰嗦嗦，但一片心血，全在于中医学术和中医人，但愿中医人特别是后生票友能耐着性子慢慢参阅，我想不会有坏处。2014-08-31 01:15

有琴舒歌：这个讨论，最初是关于营卫循行与营卫不和是否矛盾的问题。我的结论就是：《伤寒论》继承了《内经》理论，把自汗症归因于卫气不和，故不矛盾；这和温胆汤是继承南北朝"寒则应腑"的理论而命名一样，给后世带来了疑问，故应当认清源流。如果就现在继承、发展、完善中医理论而言，贠老师此篇是正解。2014-8-31 08:40

裴夏皓月仁心：我是中医爱好者，看过一些阐述，贠老师的这个论述最详细，最深刻！我们做工业工程者的思维也讲系统，讲平衡，解决系统问题的破解点最高效的就是对系统的瓶颈下手。在营卫这个平衡系统中，不管何种原因造成卫强营弱，或者营弱卫强，都会造成不平衡，而引起这种不平衡可能有各种各样的原因，这时自有对策。2014-8-31 10:10

– 燃灯大师 –：讲得很好很清晰，如果能够跟汗症联系起来并结合一下临床会更有意思。2014-8-31 14:09

湖海楼主：生命是一团真气（先、后天）诞生、强盛、维持、衰落、消散的过程，营卫不过是真气在人体不同部位的不同称呼而已，区分其循行及机理当然有必要，但非亲历返景内视者很难真正描述准确，且在临床上也难把握应用。就个人养生来说，只要正观念，少欲望，敛心神，常起居，节饮食，真气自然强盛，营卫自然和谐。2014-8-31 19:30

老庄 __：当初提出这个疑问是因为在讲《伤寒论》时为同学们解释桂枝汤为什么能治疗很多疾病，就从营卫出发来解释，而营卫问题确实很难搞清楚，这才有了一次受益匪浅的大讨论。在这个讨论中弄清了一些概念，先是 **@ 有琴舒歌** 写的长篇让人明白营卫各行各道，然后就是 **@ 贠克强** 这篇创造性地提出卫气出三焦。拜读了。2014-9-1 10:05

法兰西笑郎中：好文推荐，希望不久可以看到贠老师"营卫与元气"的认识。2014-8-31 09:05

南海客尘：回复 **@ 法兰西笑郎中** 那更是一个大问题！营卫的问题贠老师分析得很详尽了，如果再补充像《灵枢·痈疽》《难经》等部分涉及卫气大络通道的条文，应该就涉及元气的问题了。2014-9-1 14:12

眼睛是心灵的窗户

《素问·解精微论》云："夫心者，五脏之专精也，目者其窍也，华色者其荣也。是以人有德也，则气和于目，有亡，忧知于色。"《内经》时代不但认识到"眼睛是心灵的窗户"，是精、气、神、情的外露之窍，而且认识到一个人德行的得失也能从眼睛的色光中反映出来。可见"精、气、神、情、德"皆可从其目精之细微变化中获知。2013-11-10 12:24

厥之义

《素问·解精微论》云："夫人厥则阳气并于上，阴气并于下。阳并于上则火独光也；阴并于下则足寒，足寒则胀也。"阴阳不交、阳浮于上、阴注于下，表现为上热（火）下寒，此《内经》论"厥"。仲师之"厥者，阴阳气不相顺接"，正秉承《内经》而来，又有所扩展。"阴阳气不相顺接"其内涵更丰富、外延更宽阔。（2013-11-10　12:48）

桂林北站：为什么他又说"厥者，手足逆冷是也"？ 2013-11-10 12:52

负克强："手足逆冷"是"厥"的表现之一，其机还是"阴阳气不相顺接"。
2013-11-10 22:14

一寒一热同为"消"

《素问·气厥论》云："心移寒于肺，肺消。肺消者，饮一溲二。"此乃火（心）寒不温金（肺），肺寒而不能布化津液，则上为口渴欲饮，下为水注溲多，寒消也。此篇又云："心移热于肺，传为膈消。"此乃心火烁金，膈上津焦而渴饮，热消耳。可见消渴非皆为燥热消津，寒热皆可致"消"矣。2013-11-29 12:08

脉动无常，散阴颇阳

《素问·方盛衰论》云："脉动无常，散阴颇阳。"意为如脉象动数无常规者，虽似内热阳脉，实乃阴气散尽而不敛阳之象。此颇有临床指导意义。临床见到脉动数无常，多阴竭阳脱，挽脱救逆，当急切之招；如因面红躁烦而以内热清之，促死之路耳。脉象细弱转动数，阴虚逆变而散矣。2013-12-3 17:51

形脉逆从定死生

《素问·方盛衰论》云："是以形弱气虚，死；形气有余，脉气不足，死；脉气有余，形气不足，生。"此以形脉逆从而断死生，虽不绝对，但临床意义不容忽视。前者，标本皆亏，生机乏竭；次者，枝叶虽茂，然根本先枯。此二者多预后不良。后者，虽标器不足，然根本尚固，生机不竭，故可恢复机体之形功。2013-12-3 18:06

《内经》述理的角度性

自《黄帝内经》始（简称《内经》），中医即是一门哲学性的特殊逻辑学和实践学。《内经》是伟大的，但由于时代的特殊性，《内经》对一个问题的论述不像高质量博士论文一样系统全面，逻辑严丝合缝、滴水不漏，它对同一个生理或病理现象之论述往往基于不同角度、不同层面而散见于各篇，这就给后世留下了整理、统筹之任务和发展、发挥之空间。2014-1-12 15:04

德流气薄

《灵枢·本神》云："天之在我者，德也；地之在我者，气也。德流气薄而生者也。"天德，天之大道也；地气，地之化物也。生命乃禀天德、地气流通而成，如和天德、地气隔阻不通，或身心无天地德化之神气，则生命和健康出现逆反甚而停止是必然的。医者于患者，最高目标当调其身心之德化矣。2015-1-25 00:55

关节也有"神"

《灵枢·九针十二原》云："节之交，三百六十五会。知其要者，一言而终；不知其要，流散无穷。所言节者，神气之所游行出入也，非皮肉筋骨也。"

此段语境中，节者，乃节会之意。既言节会，则全身关节自居于列。神气者，自古多训之为"血气"之意。此解，多据于《素问·八正神明论》"血气者，人之神"和《灵枢·营卫生会》"营卫者，精气也；血者，神气也"。

然此解此注，就把灵动的"神"完全坐实，而等同于机体的生理物质了。这应该是不对的。窃意，此"神"，正如《素问·八正神明论》所言"神乎神""慧然独悟""昭然独明，若风吹云"，乃超然于物外之灵气神慧耳。而"血气者，人之神""血者，神气也"之谓，乃言血气是神的载体，神附于血气而游行。由此可见，"节者，神气之所游行出入也"，是言神附于血气游行出入于机体节会之处，包括全身关节之地。而血气行于脉，"非皮肉筋骨也"，故经又云"脉舍神"。

总之，机体关节除过联络活动之功外，还是神气游行出入的地方。也可以这样说，关节亦有神。

既如此，神气不畅或带有病气，则关节处及其周围或有证候表现。心主神，如心神过于恐惧紧张，神气凝结，不行于节，则四肢关节滞软失灵，不听使唤，好像不是自身的。这种情况临床或于自身生活经历中多有验证焉。

余早前微博曾论及，"肺主治节"之"节"亦包括"关节"在内（见附文），于此，恕不赘言。

合而言之，"神游于节""肺主治节"，机体关节离不开心肺二脏的主宰和调节。故肺之节、心之神如有问题，可波及关节的运动，或其部位会出现证候表现。下面举一病案以证之。

一老年男性患者，近来全身各大关节处及其周围生发红疹而痒，溃破则流黄水，伴咳嗽而咯清白痰，乏力，梦多，晚子时后则醒而不易入眠，舌青淡，苔白腻，左脉略紧缓，右脉略弦紧滑。

审辨其证，乃自然界秋气肃降倏然，加之湿气弥漫，患者随之肺金骤敛，湿蒙清虚，其本寒湿之体，肺失宣达，则寒湿聚痰，而见嗽痰清白。心肺同处清虚天位，金敛则火郁，肺蒙则心抑。心火郁抑则神气不畅。肺气、心神游行不利，而衍滞于各处关节，郁热外突，而成疹痒，溃则黄水外溢。子时神不交阴，则见醒而不眠或眠而多梦之候。舌脉亦为寒湿郁突之象。

治宜温宣肺气，畅达心神。疏以麻黄 6g，杏仁 9g（捣），干姜 9g，蝉衣 9g，豆豉 9g，苦参 9g，法夏 9g，陈皮 9g，当归 9g，川芎 9g，生芪 20g，茯神 12g，远志 12g，炙草 5g，水煎服。5 剂而诸症消。2014-9-16 23:07

【"肺主治节"内涵】节者，调节、节气、关节也。肺主治节，窃以为其意有三：一者，肺主气，朝百脉，故肺可调节全身气血津液，使其有序敷布而流通；二者，自然节气变化于人体之影响，肺卫首当其冲，故肺以卫气之功随时调节机体"内生态"，以应对或适应节气变化之影响；三者，肺不但外应节气，且内理关节，即肺之气营合呼吸之律，冲和煦濡于全身之筋骨关节，令其功能活动自如无碍耳。临床可见一部分肺病尤其是肺癌患者在早期就表现有各关节（如手脚指关节、肩关节、踝腕膝关节等）肿胀症状，缘由即此耳。2013-11-25 00:17

中医中一：肺主治节。一个月有两个气，一个叫节气，一个叫中气，所以统称为二十四节气；人体的大关节一共有十二个，二十四个关节面，所以十二个面与节气对应，十二个面与中气对应。肺主气，气候的变化反映到人体，由肺来调节，表现就是在关节上。2013-11-25 00:21

靖 qin 王：终于明白了一些民间中医治疗腰椎病时用麻黄的意图。2013-11-25 01:39

长衫农夫：节气变化反映在关节上，天和人的联动，由肺调节。2013-11-25 11:39

灵猫法师："肺者，相傅之官也，治节出焉。"（《素问·灵兰秘典论》）以往从字面上理解，节就是君主之官约束生命活动的"政令"，当引申为调节。至于从天人感应的角度出发，以"节"外应天象之节气，内应人体之关节，此说值得回味。方知读《内经》一时一境界；学中医者，当时时参悟，方能不断收获。2013-11-29 20:20

静以待时

《素问·五常政大论》云："养之和之，静以待时，谨守其气，无使倾移，其形乃彰，生气以长，命曰圣王。"养正气，和邪气，守住真气，静待时机，则形渐壮、气渐复、病渐愈。寥寥数语，平淡无奇，然真正领会深意而贯彻者，多乎哉？慢性疑顽，此乃真言。

和养静待，不要急着治病，贪功坏事矣。2015-5-11 17:38

Saw 斯基： 一人久痢，李翰卿老断为寒积不化，虽寒中夹热，但总属寒多热少，治宜温中导滞。处附子3g，党参4.5g，干姜4.5g，白术7.5g，木香4.5g，大黄3g，焦楂6g，山药9g。嘱其首日服1剂，停药6日，第7日再来诊。7日后，大便已由日十五六次，减为日六七次，原法原方再服1剂。再来诊云，大便减为日四五次。复诊，李老曰，仍遵前方前法。1月后而愈。李老解释道，我擅长治疗夹杂证，关键在于辨别夹杂的比例多少。夹杂多者，用药少了不可；夹杂少者，用药多了也不可。此外，还要注意脏腑之气的七日来复，此例取效者，即是也。2014-5-11 22:39

怎样从《内经》中汲取认知和诊治智慧

《内经》是古圣贤以"天人相应""道法自然"、宏观系统方法论阐述生命现象、生理病理、诊断治疗以及摄生保健等的经典医籍，是中医学的源头。可以说，其中的每一篇、每一句、每一词均凝聚着古圣贤的心血智慧，如能理解领悟其中一字、一词、一句、一篇，日积月累，对于自己中医功力的提升和诊治智慧的增长是无疑的。

古人论理，多本以形而上、道统观；古人著论理之文，多文气纵横，有轻重、有正偏、有疏密，有语气顿挫，有修饰之美，更有"横岭竖峰"角度之异，故有别于逻辑考证相对严谨之章，而《内经》之文便是如此。故学习《内经》，当基于原文论理之角度，从字、词、句、篇中提炼其精神理念、思维思想之实质为要，而不必拘泥胶柱或求全责备。

当然，《内经》每句话不一定均是真理，更由于年代久远，传抄脱误、错简衍文等不可避免。即使对这样的字词和经文，如你抱着求知、求真的态度而不厌其烦进行考证时，也可以从观点来源、"错误"原因、假设求证的过程中获得意外的认知。2013-11-26 18:36

《外经》解剖学究竟是怎么样的呢

《永乐大典》云："《内经》多论道之言，为气化之学所从出；《外经》多言术之用，为解剖之学所从出。"言《内经》多是论述医道的气化之学，这当然符合现存《内经》的内容和思想；而言《外经》多是讲解医学解剖之术者，与现代解剖学当定有差异，可到底是怎么样的呢？只能寄希望于未来《外经》现世耳。2013-11-18 23:32

《伤寒》问底

仲师为何主论伤寒

虽广义伤寒乃一切外感病之总称，然仲师之论主为狭义，兼及广义。仲师为何主论伤寒？仲师于"伤寒例"篇言："其伤于四时之气，皆能为病，以伤寒为毒者，以其最成杀厉之气也。中而即病者，名曰伤寒；不即病者，寒毒藏于肌肤，至春变为温病，至夏变为暑病。"由此可证焉。2014-6-2 16:01

仲师最为中和

有云仲师时时护阳，有言仲师处处存阴，仁智各见。但细味一部《伤寒论》，方知仲师最为中和，不偏不倚。他只是做着一件事，就是时时处处在细心呵护着阴阳的动态平衡，包括表里出入的通和、上下升降的适宜、寒热虚实的平正，以及营卫气血津精气化流通的畅达。习《伤寒》切不可走偏矣。2013-7-2 18:23

贠克强：习《伤寒》如能真切体悟到仲师维护阴阳动态平衡的真谛和精髓，方为有得耳。2013-7-2 18:27

紫清先生：看到贠师此条微博，细细品味，感触良多。个人以为，这既是经典的真义，也是临证获得理想疗效的窍诀所在。贠师能将此心得赠诸同道，并多次强调这些观念，实是我辈学人之幸！谢谢老师了！2013-9-6 22:33

针灸御神：再次看到贠师这博文依旧感慨万千，如此至理，奈何还有那么些人执迷不悟。2013-9-6 23:01

槐杏中医：中正！太阳病重扶阳，所以亡津液即亡阳；阳明病重救阴，所以亡津液即亡阴。津液者，本阴阳所存所寄也。2013-9-12 11:28

仲景之学既
"纯"又"杂"，既"伟大"又"普通"

后汉张仲景，后世尊为"医圣"，乃当之无愧。最主要的原因，是他空前地创立了中医理法方药紧密结合的"辨证论治"诊疗体系，著成了《伤寒杂病论》一十六卷，为中医学术和临床医学奠定了具指南意义的坚实基础。除自身外，后世医者据此为华夏民族的健康和繁衍做出了巨大贡献，其本人的伟大功绩彪炳史册，不可磨灭。

仲景能成为独一无二的"医圣"，既有"必然性"，又有"偶然性"。

"偶然性"者，"时势造英雄"。首先当时及以前的医学体系至少是不十分完善和成熟，虽《汉书·艺文志》有"凡方技三十六家""医经七家"之说，但各家各派，医经医方，散金碎玉，学术和临床有"脱节"，临床医学缺乏一个强大而行之有效的体系架构和思想"内核"来统领，故此时就需要一个旷世之才来完成这个艰巨任务。其次，建安以来，军阀割据，战乱频仍，伤寒瘟疫横行，死夭无数，此时亟需有人创立一部可最大限度救民患于水火的临床医学，此时，张仲景的《伤寒杂病论》便横空出世了。

"必然性"者，只有仲景之"海纳百川"的包容性才能有此圣功。仲师以前及同时代并不缺乏有其才、有其能、有其勤的医界大贤，即如仲师于其《伤寒杂病论·序》中所举，（不说上古）中世就有长桑、扁鹊，前有公乘阳庆及仓公，还有仲师没有提及大约同时代的华佗等，这些个个都是身怀绝技，有奇才奇能，但他们都没能像仲景一样兼容并包地整理、完善、总结、创立升华当时的医学成就，或者他们均有自己的绝学，但阴差阳错，都没能流传下来。

去年（2013 年）底，四川成都老官山汉墓出土了 10 部（有人说 9 部）医书竹简。有学者言，这些医书是失传已久的扁鹊学派的经典；更有学者通过考证得出，扁鹊最早建立了中医学术体系，中医学术史因之可能要改写。窃以为，即使如此，但从传承性、包容性和成熟度来说，扁鹊学术体系是很难达到仲师体系之高度的，此丝毫不影响仲师"医圣"的地位。

但窃以为，中医界长期对仲师的认识存在"偏见"，不全面。只认定其学术之"纯"，不承认其学术之"杂"；只认定其"伟大"，不承认其"普通"。

仲师学术之"纯"，乃其创立独特的以"伤寒六经分证"为核心的、内涵脏腑经络，又超于脏腑经络范畴的"辨证论治"临床体系。因此，医界纯经方派者谓"六经钤百病"，这也是仲师的"伟大"之处。于此，古今医界谈得太多，这里就不再赘言。

但作为"医圣"，其成就其实是建立在"杂"的基础之上，这个"杂"就是其学术渊源之"杂"。如伤寒六经次序就完全本于《素问·热论》，而六经病证的病位、性质及病机等也是于《素问·热论》基础上的发展和超越；《伤寒杂病论》虽誉为"方书之祖"，然其中一部分方剂乃源于伊尹《汤液经》，晋·皇甫谧《针灸甲乙经·序》云："伊尹以亚圣之才，撰用《神农本草》，以为《汤液》……仲景论广伊尹《汤液》为数十卷（即《伤寒杂病论》），用之多验。"这在南北朝时梁·陶弘景所辑《辅行诀五脏用药法要》（《汤液经法》的述要之作）中有充分证明，如其中小阳旦汤就是《伤寒论》桂枝汤、大阴旦汤就是《伤寒论》小柴胡汤、小青龙汤就是《伤寒论》麻黄汤、小白虎汤就是《伤寒论》白虎汤等，还有一些伤寒方乃《汤液经》方化裁而来，如此者不胜枚举。

然自古至今，医界虽承认其学有渊源，但多以为仲师体系独一而少牵涉其他，如以胡希恕为代表的一派认定仲师之学只源于《神农本草经》《汤液经》这一派系，而与《内经》或其他者少涉或无涉，认定仲师不谈五行，甚而不涉脏腑经络，更不谈气运变化。那么，我们可以看看《金匮要略·脏腑经络先后病脉证第一》。此篇除以"脏腑经络"入题外，其中还以脏腑经络为基础，谈及五行生克对应以及气运变化，这里也不一一细述了。而这些思想则多本于《内经》。仲师即用这篇以《内经》思想为主的文篇，从病因、病机、诊断、治疗、预防等方面以举例的形式为全书做了原则性的提示，具有纲领性意义，属于全书总论性质。而其后各论则屡屡直接论及脏腑经络病患。《金匮要略》乃宋臣以馆阁蠹简《金匮玉函要略方》（《伤寒杂病论》之删节本）校订勒成，故此篇乃仲景之撰，当为定论。

置于宋本《伤寒论》第三的《伤寒例》文之"四时八节、二十四节气、七十二候决病法"亦具运气意义。

正文首虽明示"《阴阳大论》云"（因《阴阳大论》失传，无从考证仲师此篇引用其文之多少），但文中思想多与《内经》合，有些甚至直接引用《内经》之文，整篇文风则和上述《金匮要略》第一篇相一致。由此我们完全有理由认为，这篇文章亦为仲师所辑。至于其中"今搜采仲景旧论……"之语，学者常引用借以否认《伤寒例》非仲景所作，实乃叔和于整理过程中的自注之言，被传抄者列为正文矣。那这篇文章在全书中的作用以及和其后伤寒"六经分证"之关联又是什么呢？乃从广义角度、常规理论角度论述了外感伤寒、温热、疫毒病之分类与辨治，具有伤寒热病之准则范例和指导性作用（包括气运变化之影响），为其后重点论述狭义伤寒"六经分证"夯实基础、廓清视野，并补六经辨证之不逮，而其后六经分证次序则直接效法于此篇所引《内经》之文，六经病证亦多依本于此。其后"六经分证辨治"主文则明言脏腑经络、五行气运少者，实乃其义已寓于其中焉，识者不难看出或悟出。

再看置于第一和第二的"辨脉法"和"平脉法"，大家可以比较和体悟一下，看其是否和后面"伤寒"脉法以及"金匮"脉法有一致性？至于这两篇脉法的意义和作用，除了仲师强调脉法于伤寒六经分证和杂病辨治中的重要性外，也是仲师对其"伤寒脉法"的前期"培训"，为读者准确理解并掌握伤寒六经分证以及《金匮》杂证的辨证施治打下脉法基础。由此又可得出什么结论，相信大家不言自明。

《金匮要略》第一篇、《伤寒论》之"辨脉法""平脉法""伤寒例"为仲师所辑撰，以及其兼容并包、糅合升华之学术轨迹亦和《伤寒杂病论》自序之所述相互印证。其序云："乃勤求古训，博采众方，撰用《素问》《九卷》《八十一难》《阴阳大论》《胎胪》《药录》，并《平脉辨证》（可知，"辨脉法"和"平脉法"和《平脉辨证》的关联），为《伤寒杂病论》合十六卷，虽未能尽愈诸病，庶可见病知源。如能寻余所集，思过半矣……夫天布五行，以运万类；人禀五常，以有五脏。经络府俞，阴阳会通，玄冥幽微，变化难极。"细细体会这些话，方能领略仲师六经学术不是突兀的空中楼阁，"楼阁"下及其周围"铺垫"或"夯实"一些基础性、相容性的"材料"，是完全合情合理的。此又映衬出仲师作为"医圣"为学之路的"普通性"。

然而医界自古就有学者和医者单以伤寒六经分证之"纯"而否定《伤寒杂病论》其他思想内容之"杂"，认定非仲景所撰，甚至有者因序文含有所谓"杂项"而认为《伤寒杂病论·序》亦非仲师所作，而有者则认为其中"撰用《素问》《九卷》《八十一难》……并《平脉辨证》"一句因所谓"韵律句式"不同，并且为了切割《伤寒杂病论》和其他医典之关系，以彰显圣论之"纯"，而言此句乃他人杜撰。如果真是这样的话，那么序文后面之"上古有神农、黄帝、岐伯、伯高、雷公、少俞、少师、仲文，中世有长桑、扁鹊，汉有公乘阳庆及仓公"一句，难道亦为他人添加？

而这样认定者，则多把矛头指向仲景的首席大功臣王叔和，认为从"序"到正论，皆是叔和借仲景之书而夹带自己的"私货"，其中最具代表性者就是清代医家、重订错简派中坚人物喻嘉言了。喻嘉言这样讨伐叔和："不察大意，妄行编次补缀……碎剪美锦，缀以败絮，盲瞽后世，无由复睹黼黻之华。"对于叔和在整理过程中是否存在错乱仲师原著条文次序的问题，余无从评定（即使存在这样的情况，也是客观因素所致，非叔和初衷），但责叔和夹带"私货"，余本于以上的分析，则不敢苟同。此外，观叔和《脉经》，知其"撰集岐伯以来，逮于华佗"；其卷五即首选"张仲景论脉"（其后又录"扁鹊脉法"），此正乃《伤寒论》"平脉法"文首部分，而所述脉法又与叔和自己脉法有别，可见叔和之实事求是。以叔和如此之严谨为学，岂可在仲师原著中穿凿附会大篇自己的东西。

总之，每个厥功甚伟的学术圣贤，其学术轨迹皆由博返约、由杂至纯，其事功之伟大皆由普通道路而来，博中有约，纯外有杂，伟大和普通互为化育。"医圣"张仲景就是这样，研究其著作亦应从这两方面着手，不能执一端而排其余。2014-6-6 19:24

有琴舒歌："不能执一端而排其余"，名曰纵名曰横，何尝不是谈五行？太阳病不解热结膀胱，何尝不是谈经络？脾家实腐秽当去，何尝不是谈脏腑？这些散见在条文里的论述，其实理论都在"辨脉""平脉""伤寒例"里说过了。过度提"纯"仲景学说，只能说明眼界不够开阔。2014-6-6 22:01

【仲景之学就是"质朴"的方证对应和药症对应吗？】也有不少的医者和学者，尤其是受日本汉方医学影响较深者，皆认为仲景之学就是"质朴"的方证对应和药症对应，甚而连八纲也不考究。从表面来看，一部分条文确实"未道及"八纲，但又有一部分条文或有阴阳之分，或有表里之辨，或有寒热之论，或有虚实之察，此总归是铁的事实，不知他们于此做何理解和认识？ 2015-7-12 01:04

仲景"圣名"的确立

读一篇考证文章，说宋以后，仲景才被医界推为至尊而冠以圣名，以前其地位和其他医界贤达如王叔和、巢元方、孙思邈等平起平坐，不说岐黄辈，亦远无扁鹊、华佗、医缓、医和之名。文章考证比较严谨，可信。可见，仲圣学术的指导价值，在很长一段历史时期内没有被确立。开创发端之学，多经大浪淘沙之旅，其确立颇为不易哉！ 2015-5-11 00:46

神秘仲景不可取

《伤寒杂病论》虽为"开万世法门"之经典、临床诊疗之指南，虽不是柯琴所言"至平至易"，但除方药之量效间存在"密码对应"关系并值得继续研究探索外，其理法方药大多是具体的、平实的，有实实在在的"门径"可入，如果硬是于其"文字外"搞出"神秘"来，则是不可取的。如果有人言，古今似乎只有他（她）一人或某人（或极少数）懂得仲景，这肯定是不符合实际和历史客观规律的。如果还有人认为自己或别人是这样的，我劝劝，快点走出这个"怪

圈"吧！2014-7-9 11:50

"辨证论治"之渊源，以及"证"和"症"

有人言，"辨证论治"一词及其体系是新中国成立以后的产物，有者甚至以之跟当时的政治挂上了钩，有者因此而否定"辨证论治"思想。窃以为有必要做一澄清。

首先，"证"的意义于《伤寒论》中就已确立，如34条"太阳病桂枝证"等，此"证"之意显然不是"证候"之谓；而《伤寒论》条文常以"状"代"症"，如23条"如疟状"、128条"其状何如"等。"辨证论治"的确立其实就是对《伤寒论》16条"观其脉证，知犯何逆，随证治之"的提炼，乃正本溯源之举，其意义价值于中医学术和临床是巨大的；其次一些古籍虽然"证症"不分，也少见其明确区分之论，但绝大部分古籍之医论医案中，皆贯彻着"证"和"症"各自的精神实质，说明"辨证论治"思想自《伤寒论》以降一直是一脉相承的，无关政治；再次，虽然于《伤寒论》中即有"辨病"，但代替不了其中的"辨证"。

讨论"辨证论治"，最要紧的是考察和梳理其思想渊源和传承脉络，而不是其形名问题。要说这个术语之发端，经有人考证，其最

早见于清代医家陈当务的《证治要义》，而其涵义亦和"辨证论治"当下之义高度吻合矣。2015-1-21 11:58

罗大伦：看到争论了，好事情。少阳证：口苦、咽干、目眩、默默不欲饮食、往来寒热、心烦喜呕，每一个单独都是症状，合起来叫少阳证。无论仲景用哪个字，两者的实质我们要分清的。患者说呕，我们可以认清症状，结合其他症状，判断是少阳证。两者各有作用，如不辨识，则何以出方？至于古代的"病"，往往比较模糊，很多医书会以症状做为病名，比如头痛、腹痛等，有的会以疾病类别，如伤寒、温病等。专方治专病是有的，但是不大行得通，比如宋代方书很多，头痛下面列几十个方子，大家随意试用，容易出问题。所以后面金元才出现反对"局方"的各位大师。专病专药，在有些情况下是可以的，比如病的原因单一的情况下。如痔疮，多是瘀血导致，则地龙等化瘀的虫类药效果好，可以视为专病专药。但是如果分别据证配合槐花、黄芪、干姜等疗效会增加。而八纲辨证只是辨证体系之一，单凭这个确实比较单一，可以有帮助，但非全部。2015-1-21- 17:49

"六经"到底是什么

《伤寒》"六经"，有"经络说"，有"脏腑说"，有"界面说"，这些均有合理性，然皆似乎以偏概全。"经络说""脏腑说"太单一，"界面说"接近本源但限于"平面"。"六经"到底是什么？窃以为，乃机体六个层次的"功能态"（而非"结构态"）而已。此"功能态"中既包含脏腑、经络之能态，又涵"六气"（太阳、阳明、少阳、太阴、少阴、厥阴）气化之能态，多维立体而互有联系。六个功能态无病时以生理状态运行，个体于通常状态下是感觉不到的；有病时，则分别以病理状态存在，即表现为六经病之证候。2014-10-9 11:54

有琴舒歌：秦伯未言："单靠阴阳虚实四个界限是不够细致的，（张仲景）把阳的部分分太阳、阳明、少阳三个阶段，表明伤寒过程中初、中、末三个不同热型；阴的部分分为太阴、少阴、厥阴三个阶段，由太而少而厥，是由老而衰而竭。"我想可以把这段再加到贠老师的功能界别说中，如此就动静结合了。2014-10-18 07:50

【《伤寒》六经和十二经的关系】 从博友的微博中看到大家讨论《伤寒》六经和十二经的问题。其实，博友画的是六经"能态"位置图。要说二者的关系，相对而言就是六经乃包含十二经络和五脏六腑等结构在内的六个阴阳"功能态"，是多维立体的；而经络乃阴阳气血等循行的阴阳"结构态"，是线性单维的。二者是包含和被包含的关系。2015-7-5 14:41

六经病证的实质

胡希恕老把六经病证分为表阳表阴证、里阳里阴证、半表半里阴阳证，只论八纲，不及脏腑经络，似牵强，又似无临床价值。窃以为，六经病证就是上述六个层次"立体功能态"的病理状态，是既相互独立又有联系的六类系统性病证。每类病证既可因外感引发，又可因内伤导致；既包含本属脏腑经络或本气气化的病理表现，又可波及其他相关脏腑及部位（如厥阴病又可波及心和胃肠）。各个系统病证之间因个体不同而无一定的传变顺序，但于特定个体又有传变规律。2014-1-1 21:09

丹黉：陆渊雷先生也持此观点。2014-1-1 21:16

有琴舒歌：胡希恕和刘绍武二老都受《皇汉医学》影响很大，其理论极类似；万友生老"寒温统一"也是以八纲统六经。实际上，八纲虽看似条理，但指向性差，特异性不强，对临床的指导是很有限的，并不如六经的系统性、操作性强。2014-1-1 21:33

负克强：当然，把六经病证分别辨出阴阳、表里、寒热、虚实和半表半里、寒热错杂等，则更有利于指导临床。但把太阳病封为表阳证，少阴病封为表阴证，少阳病封为半表半里阳证，厥阴病封为半表半里阴证，则觉牵强。其

实，少阳证为阳位寒热转折之证，厥阴证为阴位寒热转折之证。2014-1-1 23:11

春田花花叔叔： 老师，您的这个提法真不如胡老归纳简洁。胡老这种大开大阖、笃定之讲法，更引人入门而由浅入深，能领人入中医之门。胡老不易啊！ 2014-1-2 09:37

Tang-語新： 六经包含经络形证，离不开脏腑，分主六气、分组证候群，亦可以八纲拆解，虽广泛但不无缺陷。它不仅涵盖了疾病传变的阶段性，而且已经具备了疾病所在（病所）与疾病性质（病性）的病机概念。具体在辨证操作时，仲景又提出了荣卫、水气、瘀血、上中下焦等补充，瑕不掩瑜，是一个伟大的理论。2014-1-2 11:09

磨中医： 老师，胡老析八纲、定六经、再辨方证，此六经胡老本就脱离脏腑经络来解读，故不能如您所言厥阴病封为半表半里阴证这样来联系。所以这样解读还是有概念上的差异，难免不得胡老之意。2014-1-2 10:10

负克强： 即使得了胡老的真意，那么，把少阴证定为表阴证、把厥阴证定为半表半里阴证的临床意义是什么？单纯少阴证有表证吗？厥阴证是半表半里吗？胡老的学术思想，我也受益，但如上所述，我还是不太理解。大家教教。2014-1-2 11:12

负克强： 少阳证是阳位的寒热错杂证，"半在表半在里"（仲师语）；厥阴证是阴位的寒热错杂证，但病位深、病邪固，寒热程度及病情重，但怎么是半表半里呢？ 2014-1-2 11:24

磨中医： 胡老在唯一发表的文章中提到，病可有不虚不实、可有不寒不热，但定为阴为阳，然后加上病位就构成了相对的三阴三阳六个病型。这是胡老学说的基本，脱离了《内经》注《伤寒》，这是其独特之处，也是为人诟病最多之处。我的观点，传统注《伤寒》的学派要看，但看胡老学说时切忌代入，根本是不同路数，所以互相包容很难。2014-1-2 14:01

南海客尘：胡老认识中的仲景之半表半里，是以肌肤肢体为表，肠胃消化道为里。厥阴病病位内不在肠胃，外不在肌肤，故属半表半里。每个医家的表达体系常常是不一致的，汇通诸家时常须识此。2014-1-2 11:50

老庄__：先天八卦无形无象，人之病皆后天，叶师早已明论。仔细看《内经》中的"五运六气七篇"，仲师《伤寒》六经非单指经络，而是六气之本在人体对应之标的反应，六经传变的顺序就是客气逆行的顺序，逆则病。

2014-1-3 09:47

《伤寒》六经和《内经》经络的关系

仲师于《伤寒论》中未透露二者之间有必然联系，如硬要统一起来，必是牵强；然二者又有相通之处，尤其是太阳表证、少阳证分别和《内经》太阳、少阳经脉多有契合，而厥阴证与《内经》中的经络亦有关联。后世注家有太阳经证和腑证、少阳经证和腑证之分，切合临床实际。胡希恕氏言"伤寒六经"不关脏腑经络，则恐

有商榷之处。2014-1-7 17:15

伤寒六经次序的问题

对照《素问·热论》，知其为仲师伤寒六经次序所本也（二者六经证候亦有相似处）。一般情况下，伤寒外感皆始于太阳，传变次序多先三阳后三阴，但从原著可知，尚有三阳间合病、并病、表里两感、三阴直中等证。故伤寒传变次序因个体而异，临床不宜过于拘泥仲师六经次序矣。2014-6-2 14:42

小宇 2011 围脖：老师，我最疑惑的地方是：《伤寒》的六经和《内经》经络的六经是否是同一物？很多时候不尽相同，但却又似有关联，所以很多时候不知该如何思维。2014-6-2 15:30

负克强：虽仲师伤寒六经次序皆本于《素问·热论》，但《热论》六经分证，只讲经络的热实证，治法亦只刺泄二法。而仲师对六经病证之病因、病位、证候、性质、辨证、施治等皆有空前发展，理法方药兼备而成完整体系。2014-6-2 16:16

负克强：因为医界有对伤寒六经次序"神秘化"者，故本博旨在说明自己对六经次序之渊源和一般意义的认识。2014-6-3 12:13

《伤寒论》条文次序的问题

有言,《伤寒论》条文次序是一定的,不得前后颠倒。窃以为,如这些次序本为仲师原著所固有,则其特定意义和价值在于使仲师脉络思想、精神气脉一以贯之,表达上承前启后而无断档。但问题是,此《伤寒论》乃叔和收集整理撰次而成,此次序为仲师欤?为叔和欤? 2014-6-2 15:10

耕夫 M: 关于次序,最开始读《伤寒》的时候,觉得有问题,很多前后不搭嘛,俗话来讲就是前后扯得有些远。后来随着知识的积累,发现原文不能移动,前后关系很大,很多前后看似相关条文,要么以方法联系,要么以类证联系,要么以鉴别联系,前后紧紧相关,丝丝相扣。 2014-6-2 20:08

二 "太" 共主皮表而统荣卫

二 "太" 者,足太阳膀胱和手太阴肺也。二 "太" 共主皮表而统荣卫。

《伤寒论》太阳病其实是太阳经腑和太阴肺脏二者从外受邪时的

共同证候反应。

经云，肺主皮毛。皮毛腠理的开阖调节，皆由卫气所主，而肺气则是卫气的基础，卫气是肺气的"前哨"，故常"肺卫"并称。

经云卫气者，"所以温分肉，充皮肤，肥腠理，司开阖者也"。卫气如此之功，皆须建立在营卫调和的基础之上，而营卫的调和，是离不开肺主气、肺气宣肃、肺朝百脉这些生理功能的。

肺为华盖居上膈，藏象清虚，肺气直通于天，天人合一，故肺从功从象，皆应于天。

若从经气于体表的分布来看，最广泛者莫过于足太阳膀胱经了。太阳经阳气最旺，太阳经气在外直接触应于天，人体从外受邪，首当其冲者，当数太阳经了，故太阳经为抗邪"最前沿"。旧注言"太阳为一身之藩篱，主肤表而统荣卫"。

由此可见，二"太"共主皮表而统荣卫。

那么，二"太"共主有无内在联系呢？这个二"太"共主的机制并不矛盾和混乱，唯属性和分工不同而已。太阳为"戍边"卫外最前沿之"精锐"和"先锋"，重在功用；太阴为最前沿之"粮草"和"后盾"，要在保障。一阳一阴，阳用阴保，而皆为"太"。

寒邪外犯，太阳、太阴皆处"应激状态"，相互协调共抗外邪。故太阳病除了太阳经腑之证外，尚有不少太阴肺脏的病理反应，皆可从《伤寒论》太阳病证候中反映出来。

Saw 斯基：是以麻黄汤中有麻黄既走太阳，又宣太阴；杏仁独入太阴；桂枝但入太阳，可以这样理解吗？2014-7-5 23:06

Saw 斯基：隐隐中感觉，贠师此论是在下很大的一盘棋啊！温病起于太阴，伤寒发自太阳，这大概能帮助我们理解，为何二者皆见表症，似乎有融通之可能。2014-7-5 23:16

【"小青龙"吸"水"】中年女，过敏性鼻炎，稍遇风冷即喷嚏连连，清涕如自来水，肩背冰凉，汗多，晨起咽涩、咯痰黄黏，舌淡尖略红，苔白腻，左脉沉细略涩，右脉紧略涩。如此 10 年，日数犯，得于产后失摄，中西更医无数而效式微。此乃风寒冷饮伏肺且营卫失和之证，治以小青龙汤合桂枝汤加花粉、黄芩，1 剂而"水"停。后以小青龙汤合桂枝汤为基础方继进 10 剂后，诸症乃消而偶有微候。余戏言："小青龙"真吸"水"矣。2014-6-20 18:04

　　花老爷爱花少奶爱曼联：我就帮我妈妈开桂枝汤加小青龙治过敏性鼻炎，效果很好。2014-6-20 21:59

太阳病的"地位"

　　观《伤寒论》六经病篇，太阳病篇竟占了六经病篇幅的一半多。

窃以为主要原因乃太阳并病、合病及兼证最多，其他五经病证以及一般内伤病证多和太阳病"千丝万缕"，或由太阳病传变而来；其次，于一般病证的治疗上，时时保持太阳表气的通畅是紧要的。即于当今的学术和临床，太阳病的"地位"还是容不得半点小视矣。

2013-7-2 19:47

岐 wf：太阳中暍（中暑），用白虎加人参汤治疗；太阳温病，则用麻杏石甘汤治疗。均不是汗法，为什么都能叫太阳病？却不能叫"太阳证"？理解"病"与"证"的关系，就能正确理解"病"在《伤寒论》中的地位。2013-7-2 20:51

冯门中医—冯献周 – 冯建伟：现人著书，动者数百万言，复书数十遍；仲圣著述，详于前而略于后。前述后不复述，谨告后人：观其脉证，知犯何逆，随证治之。不知此十二字，读《伤寒》何益？ 2013-7-4 16:04

深圳曾庆明：好！仲景年代，外感风寒是诸疾病因之首。然人多有宿疾，宿疾多分散于太阳之外的其他五经，因而由太阳表证而来或有关联的诸多内伤杂证（如太阳兼、变证），多与太阳病有着千丝万缕的病因与病机关系。"六经钤百病"不仅于理论研究，尤其于当今临床有指导意义。因为太多的疾病都与感寒直接或间接相关。2013-7-5 22:43

【葛根麻桂各半汤加木瓜治上开下闭太阳病】家人感冒，高烧

39.7℃，但上半身有汗而汗出不畅，下半身无汗而拘紧不舒，抚其身烧灼，然自觉发冷，浑身疼痛难受，辗转不宁，难以名状；舌淡苔白略腻，脉浮大略紧。

此伤寒太阳病无疑，然既非完全表实又非完全表虚，乃特殊上开下闭之证，即果断处以葛根麻桂各半汤加木瓜：葛根 24g，麻黄 6g，杏仁 9g，桂枝 12g，炒白芍 12g，生姜 10g，大枣 10g，木瓜 18g，炙甘草 5g。水煎服。

1 剂首服后，继喝热粥一碗，覆被取汗，1 小时后上半身汗渐通，下半身汗渐出；2 小时后二服，全身即汗畅，发冷、拘紧、疼痛渐消，体温渐降；次日脉静身凉，体微有不和，又处以生芪葱豉粳米汤善后。2013-9-15 23:05

炜炜_道来：老师，看了此案的第一反应也是葛根麻桂各半汤，此处加木瓜为补充津液？如无木瓜，是否可以加大葛根的量或者替以其他滋阴润燥之品？请老师指教。谢谢！2013-9-16 08:29

贠克强：木瓜活络、通络，并趋下位，能利湿和胃，配甘草酸甘生津，乃为趋下通络且不伤气津的好药。在此案中，木瓜应是点睛之用。2013-9-16 18:24

炜炜_道来：感谢老师指教！学生也深感此处木瓜用得甚妙！2013-9-16 22:01

论厥

《伤寒论》论"厥"较多,有阳亏四逆或纯阴脏厥之四逆汤证,有血虚寒凝之当归四逆汤证,有阳郁轻证之四逆散证,有热郁重证之白虎汤证,有阳明腑实之承气汤证,有胸中痰食之瓜蒂散证,有胃饮阳郁之茯苓甘草汤证、肝胃浊阴上逆之吴茱萸汤证、厥阴阴结热郁之乌梅丸证,以及冷结任脉关元证。2013-9-26 12:00

厥阴和厥阴病的本质

厥阴者,肝与心包也。厥阴者,两阴交尽也。厥阴为罢极之本,阴尽阳生(复),虽为阴脏(腑),然皆内寓相火(生生之气),阴中涵阳,阳敷阴濡,体阴用阳,互为生生,互为抱负,方是一团生理和气,此乃厥阴本质。如平衡打破,阴阳失和,则阳郁化火炎上,撞心烁津;阴结化寒沉趋,伤中凝下;或寒热割据,寒冲热腐;或阴阳不续,内外逆厥,此乃厥阴病本焉。2014-7-11 00:28

有琴舒歌:故厥阴之为病,有寒热错杂,有极寒极热,而寒不同于少阴,热

054

亦异乎阳明，治寒须顾其热，治热需虑其寒。唯知白头翁性寒凉治阿米巴，不知《本经》言其苦温逐血止痛，又何能广而用之？2014-7-11 10:17

负克强：是啊。言白头翁逐血止痛，或确有其功，唯未广用，然言其温，则不知就里？或原本错，或传承错。2014-7-11 12:19

有琴舒歌：白头翁在《证类本草》至《本草纲目》中一直认为性温，古方有用白头翁和艾叶两味治冷痢和妇人产后带下。印象似是清代才开始认为性寒的。2014-7-11 12:47

Saw 斯基：《素问·至真要大论》曰："帝曰，厥阴何也？岐伯曰，两阴交尽也。"故阴尽阳生，是以其阴体阳用，具发陈之气，有生生之力。其病或于阴，或乎阳，俾阴阳之气不相顺接，故发为厥。手足逆冷，寒热割据，皆可谓厥，其由是一，阴阳不接耳。2014-7-11 14:45

厥阴多寒热虚实证

厥阴为罢极之本，阴尽阳生，阴阳兼夹，故病至厥阴则多寒热虚实、阴阳不相接续之证，故乌梅丸为仲师代表方（乌梅者，酸入厥阴，既开又阖）。厥阴狐惑，仲师则以甘草泻心为主，兼赤小豆当归散、苦参汤。此处甘草仲师用生品量大而主以清热解毒，方中又兼顾寒热虚实，以示厥阴法度。对证情重而杂者，当在此方基础上

加味治疗。2013-10-22 16:11

【蛔症为什么属厥阴病？】一来，厥阴者，风木肝也。厥阴病者，阴阳不相接续，寒热错杂，风木郁滞，郁而生腐，腐而生虫；二来，蛔见酸则伏，无酸（或少酸）则动。肝为主酸之脏，厥阴病则肝郁而不布酸，无酸、少酸则蛔失抑制而蠢蠢动矣。2015-1-5 12:08

从三阴病的不渴、渴、消渴说开去

277 条云："自利不渴者，属太阴，以其脏有寒故也。当温之，宜服四逆辈。"

282 条云："少阴病……五六日自利而渴者，属少阴也，虚故引水自救。"

362 条云："厥阴之为病，消渴，气上撞心，心中疼热，饥而不欲食，食则吐蛔，下之利不止。"

由上述三条经文可知，太阴病"自利不渴"，少阴病"自利而渴"，厥阴病"消渴"。

在三阴病之不渴、渴和消渴的问题上，有医者这样解读：太阴阴气最盛，阴津充足，故太阴病虽自利但不渴；少阴阴气次之，阴津不足，故少阴病自利而渴；厥阴阴气最少，阴津最为亏乏，故口渴程度加重而为消渴。

窃以为，此有望文生义之嫌，对一些概念的理解存在不小偏差。有不少医者、学者认为太阴阴气最盛；其次是少阴；厥阴者，阴尽也，阴气最少。

果真这样吗？让我们就从三阴阴气谁多谁少，再结合人体自身生理、具体病机来谈这些问题。

口渴与否，主要取决于两方面的因素，一是津液是否匮乏，二是津气之气化是否通利。

首先从厥阴谈起。《素问·至真要大论》云："厥阴何也？岐伯曰，两阴交尽也。"两阴者，太阴和少阴也。此云厥阴者，乃两阴发展的尽头。但这并不能说明，两阴的尽头就是阴气最少。此厥者，有两义：一同"绝"，尽也，厥阴者，阴尽也，阴气到此为止，亦即"两阴交尽"之意；二为"逆"意，引申为"逆转"，厥阴者，阴气逆转也。二者结合起来，则是厥阴乃阴止而有逆转之位。

什么是阴止而有逆转？一言以蔽之，就是阴极阳生。其反面就是阳极阴生。这是中医人人皆知的普遍规律。其代表的哲学意义就是一种事物的运动属性发展到鼎盛时，则开始向相反的方向逆转。既然如此，厥阴就是阴气极盛并有阳气萌生之位；厥阴者，乃阴气最盛而非最小耳。故《内经》又云厥阴为"罢极之本"。结合人体自身，厥阴者，肝与心包也，为阴尽阳生（复）、阴极阳萌之位，皆内寓相火（即少阳生生之气），阴中涵阳，此乃厥阴生理本质；如病至厥阴，则邪正交争，阴阳互结，而成寒热错杂、阴阳不相接续之证。

那么，厥阴为病之"消渴"是什么机理？窃以为，应该包括两方面的原因：一者乃厥阴郁热，木火膈热消灼津液；二者乃寒热互结而气化不畅，阴气失布。消渴者，随饮随渴、饮不解渴也，乃渴之重者。如气化不畅或乏力，则不论饮多饮少，也不能气化成津而布润洒陈，因之口渴依旧。故消渴之机，一般少不了气化不畅或气化乏力这个因素。

厥阴如此，那么太阴怎么理解？这个问题，我曾经谈过。太阴者，非阴气最盛、最多矣。如为阴气最盛、最多，则太阴之位即有阴极阳生之势，这显然不符合《内经》《伤寒》之旨。结合到人体自身之生理，太阴包括手太阴肺和足太阴脾。如此二脏二经最阴，则何来气化运化之阳？事实上，此二脏乃五脏中气化或运化之功最盛者。可见，太阴者，当阳运最盛之阴也；而太阴之脏者，乃阴脏中阳运最健、最壮者耳。根据阴阳消长规律，既为阳运最盛之脏，则显为阴气最小者，这样方能保持动态平衡，如阴气一多，则反而影响脾肺之阳运矣。

那么，太阴为病之"自利不渴"其机理是什么？仲师云"以其脏有寒故也"。此脏者，主指脾也。脾有寒，则中土之气寒而失摄于下，又清气不升，故自利矣；不渴者，一来因于脾寒而无热烁伤津之故，二来因于脾之阳运最盛而气化布津之功尚通。可见，太阴病之"不渴"，其根本原因还在于太阴有寒而无热烁且其阳运最盛、气化尚通耳（太阴病尚有虚寒和实寒之分。虚寒者多治以理中、四逆辈，还有桂枝如芍药汤；实寒者则多以桂枝加大黄汤）。

那么，少阴呢？少阴显然介于太阴和厥阴之间，为阴阳之气持平之位。结合人体自身生理，少阴为手少阴心和足少阴肾。这二脏正乃水火之位，其化运之阳和精血之阴互为持平，阳化阴济，不可偏倚。如阳乏阴胜，则为少阴寒化证，正如282条所陈述之症。此处"自利而渴"者，一因肾命虚衰而火不暖土，则自利；二因肾命虚衰，不能蒸津上达，故渴。此少阴寒化证，虽无邪热伤津，然化津乏力，较之太阴病既无热邪伤津且气化尚通之证为重，而较之厥阴病既有郁热烁津又有气化不利之候则为轻。故少阴病之"渴"介于太阴病"不渴"和厥阴病"消渴"之间。另外，少阴如阴乏阳胜、水亏火旺，则为少阴热化证，即303条黄连阿胶汤证。此证，仲师虽未点出口渴之症，但邪热伤津如此，当定有口燥咽干即口渴之候耳。

总之，理解或解读经典经文，总宜以自然普遍规律、中医基础理论为依据，以人体自身生理和临床实践为根本，以内在本质病理机转为抓手，方能实事求是、丝丝入扣、精准实在，切忌望文生义，不切实际，空洞无物。2016-08-09 18:46:10

方证对应的规律性

中医学的严谨性，始于仲景张圣《伤寒杂病论》之辨证论治。后人对仲师这个"证"的理解有不同，有人理解为证机，有人理解为证候等。窃以为，"证"应该是对某病（如太阳病）之某个病理过程或某类病理证候，以其病机为"抓手"进行的高度概括和提炼。如太阳病而见发热、汗出、恶风、脉浮缓等证候群，其病机为营弱卫强、营卫不和时，则为太阳病桂枝证。仲圣方证之间的严密性，后世医者无人能及。证稍有变化，方药即变，加减只在一味一量之间，甚至药同方不同。但是这其中的精细逻辑亦即方证对应之规律性，仲师没有直接讲出来，此又是后人掘幽探微之任务矣。2014-1-12 15:23

仲师救急"三招"

在危急时刻，最直捷、最有力、针对性最强的办法最管用，不管是哪个领域。在《伤寒论》中，仲师治急危重证，就是"三招"：一招就是回阳救逆，以四逆汤类；一招就是消灭热毒，以白虎汤类；

一招就是攻下通里，以承气汤类。2014-6-7 23:51

《伤寒论》之"脾家实"

《伤寒论》279 条云："本太阳病，医反下之，因而腹满时痛者，属太阴也，桂枝加芍药汤主之；大实痛者，桂枝加大黄汤主之。"

对此条之理解，古今各家可谓诉讼纷纭，莫衷一是。有言"腹满时痛者"属邪陷太阴，而"大实痛者"属邪结阳明；有言此二者皆属邪陷太阴；有言"医反下之"后，此二变证尚存表证，此二方乃表里双解之剂。

言尚存表证者，是因"桂枝汤只为解表之剂"这个呆板认识所致。仲师以桂枝汤为基础，于味、于量略施加减而用于众多非表证者，可谓不一而足，此条之证便是其中之一。

言"大实痛"属邪结阳明者，乃因有大黄之用。然仲师用大黄者，非惟阳明结滞也，如常以大黄作活瘀通络之用，如大黄甘遂汤、大黄牡丹汤、大黄䗪虫丸、桃核承气汤等。结合此条语境，仲师以"大实痛"与"腹满时痛"作并列关系，又同以桂枝汤为基础方加味治之；而于"腹满时痛"后即点明"属太阴也"，可谓一锤定音。不然，岂有下后反存腐秽热结之阳明有形实邪耶？！

窃以为，此条文所述之证，实为太阳病误下导致邪陷太阴之两种有同有异之变证矣。前者乃因致阳损脾虚络急之候，后者则成寒实结于脾络之证，余谓之"脾家实"也。二者之不同，乃源于个体之差异耳。

同者，二者皆为下后邪陷太阴，皆以桂枝汤加味为治，故二者病理性质皆以寒性为主。

然前者"腹满时痛"，乃误下损伤中阳，寒邪乘虚内陷太阴，致脾络失和，程度较轻。脾虚运缓，故腹满；脾络失和，则腹痛；然脾阳受损不甚，脾络时有相对通和之时，故见"时痛"之状。既属寒陷太阴、中运不畅、脾络失和，故以桂枝加芍药汤温阳运脾、和络缓急。此方既有"建中"之效，又有"和络"之功。

后者"大实痛者"，如前所述，非有阳明"胃家实"之证。从仲师以桂枝加大黄汤之温通可知，乃下后寒实结凝脾络之证，病理因素当为寒瘀互结。相对于腐积热结阳明之"胃家实"而言，此寒凝瘀滞脾络之证，正可名之曰"脾家实"耳。

较之前者"腹满时痛"之虚痛，后者"脾家实"之"大实痛"已有相对的本质变化。虽病理性质皆为寒，然前者以虚寒为重，后者则以寒实为主；前者因虚寒而中运不畅、脾络失和，后者因寒实结凝、脾络瘀滞；前者桂枝加芍药汤乃温运养营和络之方，后者桂枝加大黄汤顿转通阳化瘀活络之剂。

需要注意鉴别的是，此条"脾家实"之证和上条（278条）"以脾家实，腐秽当去故也"之"脾家实"有本质区别。此条余名"脾家实"者乃"邪实"，上条仲师谓"脾家实"者当"正实"。

最后重申一下"脾家实"和"胃家实"之区别要点："脾家实"之关键在于寒实结凝于太阴脾络致脾络气血瘀滞；"胃家实"之关键在于腐秽热积、宿食燥粪结于阳明胃肠致腑气不通。

【关于芍药"破阴结"】《伤寒论》279条云："本太阳病，医反下之，因而腹满时痛者，属太阴也，桂枝加芍药汤主之。"遂有医家释芍药有"破阴结、通脾络"之功。《本经》言芍药"除血痹"，当指赤芍活血化瘀之效。窃以为，于279条言芍药"破阴结"，乃在于白芍"缓脾络急迫、解脾络痉挛"，通俗言就是其"松懈脾络"之性，但"脾络松懈"后，如无桂枝之辛散温通，则"破阴结"恐无从谈起。

2014-7-5 00:32

阳明分三焦吗

关于《伤寒论》243条："食谷欲呕，属阳明也，吴茱萸汤主之；得汤反剧者，属上焦也。"李克绍氏据《难经》语和《金匮》之"上焦有寒，其口多涎"，认为阳明（李氏释"阳明"为整个消化道）分为上中下三焦，且言此处"属上焦"者当为"阳明上焦（胃上口）"有寒涎。

窃以为，从"属阳明也""属上焦也"之并列看，"阳明"和"上焦"并无从属关系，此"阳明"即指中焦之胃而言，而"上焦"非"阳明上焦"，即常规意义之上焦，乃膈上胸腔之位矣。这样，234 条之本意为：吃了谷食后，欲呕逆者，属于阳明胃有寒浊之邪，以吴茱萸汤主治；如果服了吴茱萸汤，呕逆反而更加剧烈者，则属于上焦即膈上胸腔之位有寒浊也。

《难经·三十一难》曰："上焦者，在心下，下膈，在胃上口……中焦者，在胃中脘，不上不下……下焦者，当膀胱上口。"此乃《难经》以心下、膈、胃、膀胱作为三焦分位的参照，而并非把整个消化道分为"三焦"，李氏据此单纯把消化道本身分为上中下三段，亦无不可，因能贯通体腔上中下者，唯消化道耳。但于《伤寒论》243 条而言，仲师恐非以此分阳明为三矣。2014-6-27 00:51

节宣居中医 –Mr 上官：我认为应该处处分三焦，治也从上中下。2014-6-26 19:53

素问的天空：赞同，三部九候尽显其中。2014-6-27 02:00

神志异常是下焦蓄血证的特征之一

《伤寒论》106条桃核承气汤证、124条及237条抵当汤证这些下焦蓄血证中，均有"其人如狂""其人发狂""其人喜忘"等神志异常变化。此乃血蓄于下、升降失司、血分浊热上扰心脑神窍所致。仲师开活血逐瘀治神志病之先河，对后世有很大的影响和启发。清以后常有人以王清任血府逐瘀汤治疗顽固性失眠及精神病而获效者，除上述证机外，其中尚有瘀血阻于心窍者。当然，神志病不可一律皆以化瘀之法矣。2014-9-27 22:06

关于"太阳病下之微喘者"

@ 老庄 __ :《伤寒》条文是："太阳病，下之微喘者，桂枝加杏仁厚朴汤主之。"有关厚朴问题，下后喘，杏仁平喘，桂枝解表，厚朴在于补里，此太阳症在肺寒，故肺金表用桂枝、杏仁，大肠金里用厚朴。@ 贠克强，您怎么理解？ 2014-12-19 13:04

贠克强："太阳病下之微喘者"，乃下后阳伤而陷，阴邪乘虚入堵清位，故肺气因之不肃而喘。但这个"阴邪"不仅是表寒内陷，而多内外狼狈。内者，体内多有寒饮痰湿之类耳。另外，"表陷"后，表闭是不存在了，是"表疏"，正如城门失守后还能闭合吗？故此以桂枝汤疏邪而和营卫，再加厚朴、杏仁通阳肃肺以治喘。

有必要再赘述一下，这里的"阳伤"只是轻伤、局部之伤，"阳陷"说通俗了就是因"下之"致胸阳部分"缩陷"而已，而非"脱陷"矣。下之后，肠泄腑空，胸阳局部缩陷，阴占空位，故微喘。就是这么个道理。不能一看到"阳伤"，就想重了。

关于厚朴，《别录》云"消痰下气"，《药性论》云"主疗积年冷气"。厚朴辛苦、温，于此辛散、苦降、温化，要之化降阴寒、散郁除满，配杏仁（温肃肺气）一燥一润，化阴霾，通清阳，肃肺气，平喘满。2014-12-19 15:16

中医谷歌：下后表不解，增喘证，加厚朴、杏仁，随证治之而已。别扯没用的。2014-12-20 17:53

负克强：请教有用的是什么？仲师方药哪个不是"随证治之"？感觉你说的只是把条文翻版了一下。2014-12-21 00:45

中医谷歌：下未必伤阳，喘不过是外感病之自然进程。理讲得再多，也不过是猜测臆想。2014-12-21 07:33

负克强："喘"是自然进程的话，条文为什么强调"下之"后呢？ 2014-12-21 10:11

中医谷歌：汗、吐、下都会造成变证、坏证？表示习惯，或真是过程记录而

已。《伤寒》研究最大毛病就是强解原文。2014-12-21 10:18

贠克强：脱离原文才算不强解吗？恐怕原文和临床均不能脱离。2014-12-21 10:50

耕夫M：其他的暂且不论，关于"下之后"三个字，我的看法是仲景的真实记录而已，是将所见所闻记录下来，而不是刻意写的，当然更不是随意编造。2014-12-21 12:32

创新中医：太阳病，下之喘，是误治，不当下而下；下后，阳伤，是药伤，寒凉伤阳，阳随阴而下行，阳下行不能温肺，肺失肃降，气上行，故喘。下后喘，用桂枝、杏仁、厚朴。阳伤，桂枝通阳；肺气不降，杏仁降气，厚朴下气。阳通气降，故不喘。2014-12-21 19:58

有琴舒歌：太阳病表闭严重，一开始就有麻黄汤的喘；表闭次要而痰阻主要，是桂枝加朴、杏；表闭痰阻都严重是射干麻黄汤；表闭加寒饮是小青龙，化热加石膏；表闭加郁热是麻杏石甘；痰阻严重是越婢加半夏；转入阳明还有栀子豉承气汤。这些不同，都是在确定病机并立法，不宜以"随证治之"四字草草读过。2014-12-21 08:07

以"喘"之发谈伤寒病的"自然"进程

窃以为，这个不能一概而论，须结合患者之个体不同、有无治疗以及治疗对证与否而定。如有人感寒即喘，即如《伤寒论》35

条麻黄汤证"无汗而喘";还有人原有宿喘,新感即发,如18条之"喘家"。如此之"喘"发当为"自然"进程;但有人外感,始非喘,误治后才引发,即如43条"下之微喘",则非"自然"进程也。

2014–12–21 19:31

【从"自治"说感冒病程】前两日偶感风温时气,咽痒而咳痛,胸次欠畅,头略晕而肌表不舒,前舌红点,遂以桑菊饮原方加陈皮一味,服2剂而症消身和。以是观之,西医之病毒性感冒7日病程说,不可为凭;而反中医"科普"人士之所谓"科普"言感冒治与不治一个样,对其粉丝更如"流感"一般而流毒无穷。

至于《伤寒论》太阳病病程说,和西医病程说则有本质区别。关于太阳病7日自愈者,要注意三个问题:一是指单纯太阳病;二是未治疗而自愈者,一般7日以上;三是有自愈者,亦有未自愈者。

2015年2月25日11:00

表实表疏不唯汗定

外感而寒热无汗、脉浮紧,荣卫俱强,则表实不争,此唯麻黄汤,误以桂枝,则汗不得畅,轻则烦,重则衄;外证未解,然脉浮弱者，即使发热无汗，亦荣卫不足，表疏无疑，此唯桂枝汤。无汗者，荣虚荣阳不作汗也，误用麻黄，损阳伤阴。李克绍言麻黄汤主禁脉浮弱、桂枝汤主忌脉浮紧，一语中的耳！ 2014-12-25 11:11

成形之气：弱脉——极软而沉细，按之乃得，举手无有，所以不存在此脉名；若浮而至弱已近于散。浮散之脉则非表实、表虚而对论，当以表里对论，即急当救里也。先生对这脉象还有何认识？ 2014-12-25 13:14

贠克强：《伤寒论》42条云："太阳病，外证未解，脉浮弱者，当以汗解，宜桂枝汤。"弱脉者，唯脉力不足也，当无沉细不得之象。浮而力乏乃浮弱。

2014-12-25 15:53

病机和病势

@ 剑胆琴心 TCM：今日在博士讨论中举了麻杏石甘汤的例子。63条："发汗后，不可更行桂枝汤，汗出而喘，无大热者，可与麻黄杏仁甘草石膏汤。"162条："下后，不可更行桂枝汤，若汗出而喘，无大热者，可与麻黄杏仁甘草石膏汤。"两条何其相似！仲景为何多费笔墨？ 62、64、161与163条均为虚证或虚实夹杂，又有何深意？诸师怎么看？ 2015-1-5 18:35

贠克强：窃意，63条（发汗后，不可更行桂枝汤，汗出而喘，无大热者，可与麻黄杏仁甘草石膏汤）、162条（下后，不可更行桂枝汤；若汗出而喘，无大热者，可与麻黄杏子甘草石膏汤）两条分述者，乃仲师强调不管误汗还是误下，虽病因不同，但病机相同者，则治则、方药一也。62条（发汗后，身疼痛，脉沉迟者，桂枝加芍药生姜各一两人参三两新加汤主之）为误汗伤及营气，64条（发汗过多，其人叉手自冒心，心下悸，欲得按者，桂枝甘草汤主之）为误汗伤及心阳。161条（伤寒发汗，若吐、若下，解后心下痞硬，噫气不除者，旋覆代赭汤主之）、163条（太阳病，外证未除而数下之，遂协热而利。利下不止，心下痞硬，表里不解者，桂枝人参汤主之）皆为误治伤及中气中阳而"心下痞硬"，但161条"噫气不除"而病势向上，163条"利下不止"而病势向下。2015-1-5 23:41

痒者，名泄风

《伤寒论·辨脉法》云："脉浮而大，浮为风虚，大为气强，风气相搏，必成瘾疹，身体为痒。痒者，名泄风。"风者，风邪；气者，正气。风邪正气相搏，冲突肌肤，必起瘾疹，而身体为痒。痒者，乃风外泄之兆耳。好一个"痒者，名泄风"，多么确切而形象的命名，但医者治痒时是否悟及？2015-7-2 17:49

Saw 斯基：用现代的话来说，瘙痒是个阳性体征，说明机体正气尚足以与邪气抗争，故有此表现。若清热凉血太过，以致邪气郁闭，甚则内陷，反为坏证。必用"透热转气"，如疏风、宣肺、解郁等，因势利导，让邪气有出路，从皮毛腠理而出。实证用此，虚证可参考员师"防己黄芪汤合五苓散治水肿"一案。2015-7-2 23:58

几种"其气上冲"变证的机转、方药之鉴别

《伤寒论》15 条云："太阳病，下之后，其气上冲者，可与桂枝汤。"对此条之注解，历来妄自猜测者多，什么邪仍在表，什么犹有抗邪之力等。其实此与 117 条桂枝加桂汤证、65 条苓桂枣甘汤证和 67 条苓桂术甘汤证的证机有相通之处，均为伤寒误治、汗吐下后阳气缩陷、阴邪逆乘所致，只是程度和兼邪有异罢了。

15 条阳伤较轻，患者只觉有气上冲，起点不定，治唯桂枝汤温阳化气、调和营卫即可，阳复则阴气自定。虽然此条治以桂枝汤原方，但不必定有表证或桂枝证。桂枝汤于此证非有降逆之功，乃以化气复阳而平阴之效。

117 条（烧针令其汗，针处被寒，核起而赤者，必发奔豚。气

从少腹上冲心者，灸其核上各一壮，与桂枝加桂汤，更加桂二两也）阳伤较重，其气上冲已成奔豚之势，故治与桂枝汤化气复阳的基础上，"更加桂二两"，以强温阳平冲降逆之力。

65条（发汗后，其人脐下悸者，欲作奔豚，茯苓桂枝甘草大枣汤主之）乃阳伤缩陷、下焦水气不化、欲作奔豚乘虚犯上，乃欲奔未奔之势，故主以苓桂枣甘汤温阳化水。

67条（伤寒，若吐、若下后，心下逆满，气上冲胸，起则头眩，脉沉紧，发汗则动经，身为振振摇者，茯苓桂枝白术甘草汤主之）已是心脾之阳两伤，致水饮淤阻心下中焦而逆冲胸膺之候，故主以苓桂术甘汤温阳化气、健脾行水。

65、67条其兼邪已由无形寒气化为水饮之有形阴邪矣。然65条水气于下焦初动，水聚不紧，水位较浅，而67条水结已实，并淤阻中焦，故宜苓桂枣甘汤去大枣之蕴滞，加白术之健利，而成苓桂术甘汤集温、化、健、利之功于一身者。2015-7-3 19:36

成形之气: "太阳病下之后其气上冲者，可与桂枝汤。"太阳病当汗解，反下之是表病治里，常引表邪入里。胃后为里，今服药后胃气上冲，此为胃阳反击药毒与抗击表邪，故病不入里仍在其表，故可与桂枝汤。若气不上冲而下利，此为病入里，不可与桂枝汤。至于气上冲发作欲死，此为奔豚，此属《金匮》例非《伤寒》例。2015年7月4日12:16

只有通过临床检验的才是真的

《金匮要略·血痹虚劳病脉证并治第六》云："虚劳里急，悸，衄，腹中痛，梦失精，四肢痠疼，手足烦热，咽干口燥，小建中汤主之。""虚劳里急，诸不足，黄芪建中汤主之。"

当今社会，虚劳之病较少。就我个人所诊所见虚劳病，上述之症状如"悸，衄，腹中痛，梦失精，四肢痠疼，手足烦热，咽干口燥"者，各患者皆有不同程度之反映，但"里急"二字之情状，一直未获实实在在之验证，自己亦不敢凭空揣摩其真实之状态。仲师两提"虚劳里急"，可见"里急"于虚劳病证候中之地位，但古今注者多依据"虚劳里急，诸不足，黄芪建中汤主之"之下条文"虚劳腰痛，少腹拘急，小便不利者，八味肾气丸主之"而释为"少腹拘急"，然余总有不尽其意之感。

此问题直至前几日遇一虚劳患者后，总算有了答案。此患者乃中年女性，1年前因患妇科病，遭庸医屡以寒凉败中、后医调治不当而土气终为不振，遂渐至虚劳之病。余诊视见其已是"骨瘦如柴腹如舟"之状。除虚劳所具一般证候外，而尤为突出、亦令患者最为痛苦者，乃其自觉整个脘腹内"阵发性悸动冲突、急紧激荡、彼伏此起、难受异常、然按之不硬"之状。听患者此诉，余顿恍然大悟，此不正乃仲师所言"虚劳里急"焉?!"纸上得来终觉浅,绝知此事要躬行"也哉!仲圣自撰之文,字字条条皆源于实际、点症滴状皆有验证,由此可见一斑耳!

如此"里急",其机何在?或有医者认为当阴亏不濡,脉络躁急所致;或有医者认为乃阳虚不煦,寒凝经脉之故。窃以为,除此之外,其要者,缘于患体内正气尚有"还手之力",非唯"招架之功",故时"休养静息以蓄势",时"揭竿而起以自救",则阵发性"里急"之状见矣。如虚劳未经合理调治而其"里急"渐消,则非证缓,恐是病进矣。

故其调治之王道,培育扶持机体内此"生生之气",以冀其"星星燎原"之势,当不二之途,而大剂壅塞腻补和金石重镇皆扼杀生机之庸手败笔。于此,仲师以小建中汤、黄芪建中汤之建中辈者,因其正乃具如此"生生之效"之经方矣,于此病、此证、此机,自是有别于补中益气汤、归脾丸辈也。余遵此以治,患者已有效象端倪焉。

临床检验所获,不敢私藏,公之,于同道同仁或有助耳!

2015-10-25 02:18:12

三元之乡:脱离临床,咬文嚼字,想当然地理解条文是扯淡。2015-10-25 10:10

虚用居士： 窃以为虚劳多端，不必"里急"。此患似为肠风之甚者。2015-10-25 10:30

贠克强： 此患今来复诊，证候几消，面色红润，精神好，食饮佳，步态轻盈稳当。恢复如此之快，于意料外。吾心甚为欣慰。2015-11-5 11:59

注：此患者后经治一月余而愈。

伤寒为经，各家为纬

纵观中医理法方药理论和实践之继承和发展，虽各家纷呈，但总体规律一直是仲师伤寒之学为经，其后各家各派之学为纬，即使是清代温病学派作为中医学体系又一个突破和顶峰，亦是以"纬"的形式再现，亦未能占据"经"的地位。看来，以伤寒为经、各家为纬的中医路径是普适的。2013-7-2 21:54

针灸御神： 贠老师说的很好，中药方面确实应该如此。但针灸方面应该还是以《内经》为经，博览百家为好。虽同为中医，学习上还是各有侧重。
2013-7-3 07:41

"温病家"和"伤寒家"只是代表诊治风格

　　不少人认为温病家专治温病，伤寒家专治伤寒。自温病学说成熟以后，这两个名词其实是医家诊治风格之代表，只是温病家之风格脱胎于诊治温病之理论和实践，伤寒家之风格取法于仲师伤寒之经方思想，而温病大家之术法多以伤寒思想为垫底，二者无截然之分矣。2014-4-25 11:01

经方钩沉

经方的内涵

《汉书·艺文志》云:"经方者,本草石之寒温,量疾病之浅深,假药味之滋,因气感之宜,辨五苦六辛,致水火之齐,以通闭解结,反之于平。"气感者,天运之应和药气之感;水火者,阴阳也;齐者,平衡也。可见,后汉及以前经方之制,亦本着人、病、天、药(方)多维一体,以通达平之大道耳。2014-1-29 17:22

经方本身是最高的吗

窃以为,仲圣的伟大主要在于开创了辨证论治体系,最有价值者在于经方中蕴涵的术略法度而非经方本身。经方配伍结构并非清规戒律,在掌握了经方、经药精神实质的基础上,该加则加,该减则减,该合则合,该分则分,关键是切合病机而有临床效果。这正是仲圣自己时刻所践行的,也是仲圣所期望的。这一点相信中医同仁从经方变化中可看得到,也想得到。后世诸大家对经方的发挥运用,应该是对经方思想不断的发展和提高,而不是没落后退,典型者莫过于清代叶桂取经方之"神"而活用之,已臻出神入化。古今大量验案事实皆证明了这类学术的思想先进性和临床高效性。就我个人而言，最有深切体会者当然是自己的临床阅历。我不但于经方经药之间，甚而经方时方之际，亦常加减合分而化裁出入（常关注者，从我微博临证录中不难发现），实践证明乃高效之道。取法经方结构之妙者乃高超之举，但言其不可加减、某两味药仲师未有合用之例等者，恐有失经旨矣！2015-2-12 11:41

有琴舒歌：唐代前的医学著作，绝大多数都是方书，根据病症选方施药恐怕才是医界主流，而《伤寒杂病论》正是开辨证论治风气之先的经典。知常达变，灵活机动才是其特点。2015-2-12 12:22

方证对应是个"棒槌"

如把"方证对应"理解为或实施为简单低级的方症对应，而不深挖"证"的本质精神、"方"的思想灵魂，以及方证之间严密的逻辑规律，就不是仲圣真正的"方证对应"，而是你自己的方和证之间无必然联系的"拉郎配"。"方证对应"是个"棒槌"，你把它研磨成针就好使，不磨还是棒槌。2014-5-20 12:22

灵猫法师：方证对应如盲人摸象，象即病机。心中有全象者，摸至一处（证）可知为象，故可用方证对应。如果心中本不知全象为何物，摸象腿则以为象如柱，摸象鼻则以为象如鞭，则方证对应就成了棒槌。然而能参透生命者极少，如同见全象者极少，故唯有多多临证、多多思考，才有机会在心中悟出全象之貌。2014-5-20 22:13

【以"机"统"证"和以"症"对"证"】"方证对应"，不是把零散的"证候"一个一个机械地"挂靠"到一个"经病"或一个"方证"上，此非仲圣本意，也不是"辨证论治"之精神。其精髓当是，把各种证候经过严密整合而得出内在的本质的病理机转，再以"病机"统筹出"六经"，提炼出"方证"。2015-6-16 23:55

【三阳热浊柴桂葛】一中年女，肩胛间抽痛、行动受限3天，累及左侧头部、左侧手臂痛麻，双手冰冷，口干苦，不欲食饮，舌淡齿痕豁然，苔黄腻，左脉濡疾数，右脉弦细疾数。此显为阳郁饮浸之体而罹患三阳经湿浊郁热之证，治以柴胡桂枝汤、葛根芩连汤加桑枝、焦三仙，服5剂而愈。葛根芩连汤治二阳合利，属"方证对应"，以之治湿热阻经者，便是"方机对应"耳。2013-12-10 11:46

林氏中医 _ 林树元：芩连本直入于腑，然有葛根为君以领之，通阳行痹，则可引其燥湿之力行于诸经，并能解肌升清，使湿浊从肌表缓缓而散，则经络之湿浊可解。2013-12-10 13:59

从《伤寒论》386条理中丸方之加减看仲师之"药机对应"

《伤寒论》386条云："霍乱，头痛，发热，身疼痛。热多欲饮水者，五苓散主之；寒多不用水者，理中丸主之。理中丸方：人参、干姜、甘草（炙）、白术各三两。上四味，捣筛，蜜和为丸，如鸡子黄许大。以沸汤数合，和一丸，研碎，温服之，日三四夜二服。腹中未热，益至三四丸，然不及汤。汤法：以四物依两数切，用水八升，煮取三升，去滓，温服一升，日三服。若脐上筑者，肾气动也，去术，加桂四两；吐多者，去术，加生姜三两；下多者，还用术；悸者，加茯苓二两；渴欲得水者，加术，足前成四两半；腹中痛者，加人参，足前成四两半；寒者，加干姜，足前成四两半；腹满者，去术，加附子一枚。服汤后，如食顷，饮热粥一升许，微自温，勿发揭衣被。"

此条言霍乱两种不同病机的治疗，前者霍乱病而"热多欲饮水者"，乃热郁水停之证，故"五苓散主之"；后者"寒多不用水者"，乃寒湿内盛而不欲饮水之证，故"理中丸主之"。

理中丸汤法下之随症加减，反映的则是仲师"药机（症机）对应"之思想，而不是常言"药症对应"矣。

"脐上筑者，肾气动也"，言脐上悸动如捣者，乃水气阻遏于下，肾气困而欲突之症，故去白术之升提，而加桂枝以增强通阳化水之力而平肾气之冲也；吐多者，寒湿滞中、胃气不降矣，故去白术之升提，而加生姜温中降逆也；下多者，寒湿滞中、脾阳不升矣，故还用白术运中升阳也；悸者，水气凌心矣，故加茯苓利水化饮也；渴欲得水者，寒湿滞中、脾津不升矣，故加重白术以增运脾升津之功；腹中痛者，气津亏甚而脾络失养矣，故加重人参益气生津以和脾络也；寒甚者，加重干姜以强温阳散寒之力；腹满者，寒凝而气郁矣，故去白术之蕴滞，而加附子以温阳散满也。

诸"或然症"之见、诸随症加减皆基于中阳虚亏而寒湿水饮困遏之证，可见经方加减之依据，非唯"症"之本身，而主以"症"后之机理，此即经方"药机对应"耳！ 2015-09-23 22:39

白术中医：经方之加减都在"机"之异，而现代中医大多只能看到"症"。静心努力学习（读书和临床）才是现代中医急需做的。2015-9-25 17:35

经方中的"对立统一观"思想

发现"对立统一观"思想于经方中体现得最为广泛，也最为恰当熨帖；经方中可谓处处蕴涵着"对立统一观"思想，其运用境界可谓炉火纯青。我们先以小柴胡汤为例理解经方中的"对立统一观"思想。

小柴胡汤由柴胡、半夏、黄芩、人参、生姜、大枣、甘草七味药组成,多以之主治邪郁半表半里而枢机不利的少阳热郁证。从方药组成属性来看,小柴胡汤起码具有寒热、补泄(疏)、升降、内外、动静(走守)五对相反方向上的药物效能。柴胡、黄芩为寒(凉),半夏、生姜为热(温);人参、生姜、大枣、甘草为补,柴胡、半夏、黄芩为泄(疏、清、化);柴胡为升,半夏为降;柴胡、半夏、黄芩疏外,其余四味守内;柴胡、半夏、黄芩、生姜主动,人参、大枣、甘草主静。但每对药能在其相反方向上的力量并不均衡,是分主次的,如寒为主,热为次;泄为主,补为次;升为主,降为次;外为主,内为次;动为主,静为次。这五对药能各自之间的"对立统一"构筑了小柴胡汤的整体效能就不是静止之平衡,而是平衡之动态,故能调理治疗病机以静态、郁态、热态为主的疾患。由于小柴胡汤中具多维方向上的"对立统一"药能,所以小柴胡汤的调治范围,即使仲师亦不仅仅用于"邪郁少阳"之证。临床上,但凡邪郁表里之间或手足少阳之位,气机不畅、寒热虚实兼夹为病,甚至一般阴阳不和、阴阳不交所致之证,皆可通过增减小柴胡汤中各个方向上的药能(包括药量和药味的增减)来达到调治的目的。有的老中医一辈子就拿一张小柴胡汤化裁加减打天下,就是因为小柴胡汤中具有这么多方向上的对立统一之效能。

除小柴胡汤外，经方中桂枝汤具营卫、动守、通养之对立统一效能（外证得之解表和营卫，内证……），半夏泻心汤则是更具寒热、补泻、升降、动静等多维对立统一效能的典型经方（其所治心下"但满而不痛者，此为痞"，乃正邪之气相搏于心下胃脘而郁滞成痞耳，并非一定是寒热虚实兼夹之证。言为寒热虚实之证者，乃后人"以方测证"而一厢情愿之事）。另外，尚有如小青龙加石膏汤、大青龙汤、乌梅丸、白通加猪胆汤、附子泻心汤、桂枝加大黄汤、柴胡加龙牡汤、柴胡桂枝汤、柴胡桂枝干姜汤、黄连汤、麻杏石甘汤、麻黄升麻汤、麻黄连轺赤小豆汤、旋覆代赭汤、葛根芩连汤、肾气丸、薯蓣丸、炙甘草汤、越婢加半夏汤、栝楼薤白半夏汤、枳实薤白桂枝汤、大黄附子细辛汤、温经汤、薏苡附子败酱散、桃核承气汤等，这些著名经方大多具有多维方向对立统一之效能。可见，"对立统一观"乃经方时常贯彻的重要组方思想。当然，有者因证机需要如此，而有者则是作为组方术略自然而然为仲师主动施用矣（如前述半夏泻心汤方证）。

经方的"对立统一观"思想是由具"对立统一效能"的药对或药组来完成的。我个人在这些经方中提炼了一些这样的药对和药组，并在临床实践中主动运用，到后来就变成自然而然无意识的处方习惯了，当然效果是肯定的。我把这些药对或药组名之为"经典药对"或"经典药组"，如麻黄和杏仁、麻黄和石膏、桂枝和芍药、柴胡和枳实、柴胡和芍药、黄连和干姜、栀子和豆豉、麦冬和半夏、杏仁和桔梗、薤白和瓜蒌、薤白和枳实（壳）、厚朴和瓜蒌、半夏和麻黄、灶心土和生地、桂枝和大黄等，以及柴胡半夏黄芩、柴胡牡蛎花粉、黄连半夏瓜蒌、干姜细辛五味子、半夏黄连黄芩干姜、葛根黄芩黄连、石膏知母桂枝、瓜蒌薤白半夏、枳实薤白瓜蒌、桂枝芍药知母等。

可见，仲师的"对立统一观"思想是自觉的，只是未用这个当代哲学术语以明确表达罢了。我们最应该首先从经方中领悟、理解和挖掘这方面的思想和精神，并化为我们临床实践的"源头活水"。可惜的是，后人对经方的理解和解读多局限于一厢情愿的机械而表面的"以方测证（症）"之上，这样就大大降低了经方哲学指导之高度和效能诠释之精度。2016-07-11 21:58:17

【气和水结之硬痞】

老庄＿：枳术汤治疗"心下坚，大如盘，边如旋盘，水饮所做"，但是药物组成却无逐水之药，只是健脾破气。难解，请指点 @ 贠克强。

贠克强：此无非是气和水结于心下胃脘所成硬痞之证。成因多为肝气不疏，脾虚不运。治以枳实破气散结，白术健脾利水，一寒一温，一破一建，一散一利，破而不伤，建而不滞，然水气结痞自散矣。可见经方虽药简但效多维，对立统一的建构风格。窃以为此近仲师本意，不必再作复杂之解 2015-2-28 10:33

桂枝汤、小柴胡汤——"生生之效"两经方

1. 什么是"生生之学"?

"生生",这个词最早源于《易经》。《周易·系辞上》有云:"生生之谓易。""生生"者,生机不停、循环往复也,也就是常言"生生不息"之意(这里,我想到了一首古诗,就是白居易的"离离原上草,一岁一枯荣;野火烧不尽,春风吹又生",把自然规律及其生生不息的生命力歌颂得很形象)。"生生之谓易",就是说,宇宙自然、万事万物生生不息的内在规律,就是"易"的大道。这里面暗合对人类行为的规诫和警醒。只有保护自然生态、人文生态的生生不息、循环往复,才是长治久安之道。天人相应,关乎人体健康,只有保护机体"内生态"的"生生之气",才是不二法门。故《汉书·艺文志·方技略》有云:"方技者,皆生生之具。"这个"方技",主指当时摄生、医疗的方法、方剂以及技术,当然还包括修道术之类。言下之意,这些均是保持人体"生生之气"的工具。已故国医大师陆广莘因此提出"中医学之道"就是"生生之道"。陆老"生生之学",其本人概括为:"循生生之道兮,助生生之气;用生生之具兮,谋生生之效。"其意无非是,根据"生生不息"的内在规律,帮助和保持机体"生生之气"的活力;运用令机体"生生之气"不断生发和周流的工具,谋求机体"内生态"生机不停、循环往复的效果。

窃以为，"生生之道"于中医养生学以及治疗学方面最实在的意义就在于，遵照"天人相应"规律，通过培育、扶持、激发、保护人体自身的"生发之气"（包括时刻顾护胃气），并调动其自调、自理、自愈之功能而使患体重新获得健康。这个"生发之气"，即陆老所言"生生之气"。

个人以为，生生之气、之具、之效有广狭两方面的意义。从广义而言，"生生之气"就是机体的元气或正气，而顾护、提振正气，又对证对机的疗法和方剂皆具"生生之道"而为"生生之具"。

那么狭义角度的"生生之气"指的是什么呢？我们还是结合自然界，以取类比象的思维来探讨这个问题。自然界中土生万物，对应于人体脏腑，则脾胃乃后天化生生理物质或机体功能活动物质基础的精微源头；自然界中，木气对应春季，乃天地之气"发陈"之端（"发陈"者，除旧布新、新陈代谢之意。来源于《素问·四气调神大论》之"春三月，此谓发陈，天地俱生，万物以荣"。故常言，一年之计在于春），对应于人体脏腑，则肝胆乃机体生气疏发的动力初始。故从狭义角度言，"生生之气"对应于自然"五行"，则专指土气和木气；对应于机体脏腑，则专指脾胃之气和肝胆之气。

相对而言，"生生之具"也包括广狭两个方面：一者为帮助或加强、提高机体正气自调自愈能力的方法、方剂；一者为培育、扶持机体脾胃化生之气、肝胆疏发之气的方法、方剂。当然，二者虽侧重点不同，但互有包涵而不能截然分开。本文则针对后者或狭义角度而讨论两个经方的"生生"之道、之效及其临床意义。

如上所述，要使机体的这个"生生之气"畅旺，一须脾胃运化要健旺，二须肝胆疏发要畅达。在经方范围内，具如此"生生之效"者，窃以为有两个：一为桂枝汤，一为小柴胡汤。

2. 桂枝汤和小柴胡汤具"生生之效"的机理

关于桂枝汤和小柴胡汤，古今贤达讲的太多了，但本文主要从"生生之效"这个角度来探讨这两个方子的功效特点。大家知道，桂枝汤和小柴胡汤中共具一个药组，即生姜、大枣、甘草。小柴胡汤中尚有人参一味，皆为甘温之品；于仲师之意，皆乃甘温养中、健脾护胃之剂，后世遂以之作为培土建中、养育脾胃生气之经典药组。经方中只有此二方以及此二方分别所合化加减之类方才有这个药组。单从此药组之培育、扶持、保护脾胃生发之气而言，则此二方皆具脾胃中土角度之"生生之效"。

再看肝胆之气的生发因素。还是以"取类比象"之法说起。自然界春气之生发，往往还要受到两方面不良状况的制约：一是时至气未至而春寒料峭，寒凝生发之气；二是春气受温热邪气之郁遏，而生发不畅。对应于人体，这两种状态，一为寒水之气束凝肝胆木气之生发，二为温热邪气遏阻木气之生发。

针对前者，以仲师之学，唯桂枝既入太阳温化寒水之"禁锢"，又入少阳温疏木气之凝滞；而芍药和养肝血胆汁以为木气生发之基。这样，桂枝、芍药这个药对便是温水疏木而具"生生之效"的经典药对。这个药对再合"培土"经典药组姜、枣、草，则木发土生，相辅相成，一首桂枝汤便是全面具有"生生之效"的经典方剂。当然，桂枝汤的"生生之效"还体现于桂枝温通脾阳、芍药和通脾阴（从《伤寒论》第279条"本太阳病，医反下之，因而腹满时痛者，属太阴也，桂枝加芍药汤主之"可知）而温养中焦生气，以及桂枝通卫、芍药和营而调和营卫。可见，桂枝汤除解肌疏风外，对木寒不发、土虚不运而"生发之气"凝滞之证乃恰如其分。故仲师以桂枝汤加味而成之小建中汤、黄芪建中汤、桂枝加龙牡汤（龙牡者，潜敛、摄纳阴阳之气也）、内补当归建中汤等皆以温化、甘养、运中而致达阴阳气血的"生生之效"，广泛用于虚劳（虚寒）里急、阴阳双亏之证。此亦即《灵枢·终始》所云："如是者，则阴阳俱不足，补阳则阴竭，泻阴则阳脱。如是者，可将以甘药。"仲师于《金匮》尚以桂枝汤治疗初孕而气血一时不足、脾胃运化一时无力之妊娠恶阻，亦暗合桂枝汤之"生生之效"。《金匮要略·妇人妊娠病脉证并治》第一条就说："妇人得平脉，阴脉小弱，其人渴，无寒热，名妊娠，桂枝汤主之。"。

谈到这里，有必要对两类相关补益方剂的功效特点做一梳理和鉴别。先看黄芪建中汤和补中益气汤，同为甘温补中益气之剂。黄芪建中汤立足于"培育"中土的"生生之气"，冲淡致远；补中益气汤注重于"补益"中土的运升之功，浑厚雄霸（原方小剂者则缓缓轻提矣）。再看桂枝加龙牡汤和肾气丸，同为疗阴阳亏损之方。桂枝加龙牡汤贵在"生发化育"，潜移默化，源远流长，适于化源生发无力之虚劳重证；而肾气丸长于"补亏益损"，当"中流济水"之策，宜于化源不断而中流失损之虚耗轻候。在这里，我又想起一首古诗，就是韩愈的"天街小雨润如酥，草色遥看近却无。最是一年春好处，绝胜烟柳满皇都"。诗中渲染了冲淡致远、潜移默化的佳境妙处，正好可映照黄芪建中汤和桂枝加龙牡汤的功效特点。针对后者邪气郁热遏阻木气之生发，在仲师之学，唯柴胡、半夏、黄芩可升降相宜、散清并施以疏发肝胆郁热邪气而畅生发之机。这样，柴胡、半夏、黄芩这个药组遂成为仲师疏发少阳木气而具"生生之效"的另一经典药组。此药组合培土"生生"之姜枣草，再加甘养之人参，则木疏土健，疏而不过，健而不滞（此相当于农家于土地施肥的同时，还要犁地以疏松土壤，才能达到土地"生发之力"最大化。人参、生姜、大枣、甘草就是"施肥"，柴胡、半夏、黄芩就是"犁地"），对立统一，又乃一首功效卓著的"生生之方"，便是赫赫有名之经方小柴胡汤，适合于温热郁气遏阻少阳厥阴而生发之气不畅者。仲师以之主于邪郁半表半里、枢机不利之少阳证以及热入血室外，于《金匮》尚以之治疗妇人产后血亏郁冒、孤阳上厥之证，亦体现了此方的"生生之效"。《金匮·妇人产后病脉证并治》第二条云："产妇郁冒……以血虚下厥，孤阳上出……小柴胡汤主之。"

另外，从桂枝汤和小柴胡汤皆含药组姜、枣、草来看，"生生之效"之发挥皆以培育复苏脾胃中土的"生生之气"为铺垫，更说明机体"生生之气"皆以脾胃生发之气为基础。

3. 桂枝汤类方和柴胡汤类方的临床意义

我个人于临床上遇到诸如手淫综合征、房劳过度、遗精、带下、功血、早泄、阳痿、脱发、汗出异常、顽固性失眠以及其他一些慢性损耗性疾病，或大病久病后，或手术后，或癌症后期及手术放化疗后等属虚劳之证而阴阳虚亏、"生生"乏力者，皆以桂枝汤类方、建中辈，尤其是桂枝加龙牡汤加味治之。经实践检验，其近、远期效果均优于其他一些补益之方，其原因正如上所述"源远流长"（源头培育）和"中流济水"（中流补水）之异。

说到虚劳之证，有必要探讨一下虚劳和一般虚弱性疾病的区别。虚劳在以前以肺痨为主，属中医内科四大难症之一。现在肺痨相对少了，除了其他一些大病、久病、不治之症的后期证候外，窃以为，一些青少年手淫综合征也应该属于此范畴。因为这个病证有区别于一般虚弱性疾病的特点，如除内在阴阳气血均为不足外，前者还表现于面色、形质、神态之异，其面色多苍白，形质多瘦削甚而脱肉，其神态或萎靡无欲状，或惊恐不定，或自卑躲人眼光等。

还需要提出的是，临床上一些虚劳虚寒病，脾胃土气虚亏是必然的，但从"证面"以常规角度看，肝胆木气郁遏之候未必存在。窃以为，木郁之证不必见气郁之症状，但定有"生发"不足、不力、不畅之机转。以此观点观照虚劳虚寒病，除过其他脏腑虚亏外，土和木的"生发"均出现问题，而且是主要的。这就是桂枝汤类方治疗虚劳虚寒病而效果确切稳定的内在机制。

至于小柴胡汤类方的临床意义，就我个人临床而言，如遇一些久病杂证、疑难顽疾属本虚标实而兼土弱木滞、生发不力不畅，且不能取效于一时者，则多合小柴胡汤化裁入方并贯穿始终，虽近功不显，然长效稳固耳。小柴胡汤于此类病证中的"生生之效"多在长期的治疗过程中体现出来，虽"王道近无功"，但若中途去之，则常现病况不稳之变矣。有的老中医一辈子就用一张小柴胡汤化裁出入"打天下"，靠的就是其燮理阴阳之功和"生生之效"。

总之，桂枝汤和小柴胡汤乃最具"生生之效"的两首经方，适合于土虚木郁而生发不足、不力、不畅之证，其中属虚劳虚寒、阴阳双亏者主以桂枝汤类方，如兼邪郁浊阻者则主以小柴胡汤化裁。当然，二者之合方——柴胡桂枝汤，毋容置疑，其"生生之效"则更兼中和、中庸之性，更具"动态平衡"之能，而适应证更为广泛广阔也。

4. 相关病案

下面再分享几个我自己平时运用桂枝汤类方、小柴胡汤以及二者合方的临床病案，供老师和同仁们指正。

（1）畅生发、化腐浊

一六旬老年妇女患者，患直肠癌，又患糖尿病（子女不同意手术）。刻下便血团状带脓、色暗，小腹时痛，疲乏，左侧头身时痛、麻，头晕，食少，不欲饮，小便利，舌淡暗有齿痕，苔白腻满布舌面，左脉弦紧（态势之紧），右脉沉细缓（次数之缓）。

此证整体而言，属本虚标实。本虚者，年老加之消耗性疾病有年，阴阳气血俱虚；标实者，邪阻少阳，枢机不利，生发不畅并气机左右升降失衡，故左半侧头身时痛、麻；气机不畅，气化不利，湿遏浊阻血凝于三焦膜原，尤其是下焦肠膜结滞更甚，久之淤结腐烂而便血。阴结腐烂肠膜，故便血团状带脓色暗；舌脉亦是正虚邪阻之象。

治此证，如本着正虚而大温大滋，则邪结愈固而正必不复；如冲着癌瘤而以猛活猛破，则正气更伤而邪结不减；而蛇舌草、半枝莲等清解活化之品因其寒凝伤阳，更非本证所宜。故疗治本证，非缓疏缓通、宣利枢机、畅达膜原、舒化三焦、化腐排浊、活血止血之法以及伸发生气、扶养正气而激发机体"自调"之功不可。

本于此，遂疏方如下：柴胡 8g，法夏 12g，黄芩 9g，炒杏仁 9g（捣），白蔻仁 10g（捣），炒苡仁 15g（捣），滑石 12g（包煎），芥穗炭 12g，三七粉 9g（冲服），益母草 12g，焦三仙各 10g，伏龙肝 45g（包煎），黄连 9g，生黄芪 30g，炒白术 10g，炒白芍 12g，炙甘草 5g，水煎服。本方柴、夏、芩、三仁、滑石疏利少阳，开达膜原，舒通三焦，通阳化气，祛腐排浊，并畅生发之道；滑石并敛护受损肠膜而生肌；芥穗炭、三七、益母草入病灶活血止血，活而不烈，止而不瘀；焦三仙畅气机，运脾胃，化腐浊；生黄芪、炒白术、炒白芍、炙甘草益气血，养正气；又生芪、白术利湿（使补而不滞），白芍止痛，甘草调和；尤其一味伏龙肝（量大）温运胃肠，护膜止血，一味黄连（剂小）厚肠胃，一热一寒，一大一小，温而不燥，辛化苦泄，自以为点睛之用。

有心之人可能已看出，此方乃由小柴胡汤、黄土汤、三仁汤合化而来，疏通兼顾养正，整体局部结合，药物将及20味，为余处方中少有的大方。

患者服5剂后复诊：诉便血减，疲乏减，精神好转，饮食增，头身痛麻基本消失，左脉弦紧之态略缓和，舌象变化不大。证明方证对路，便守方继进。患者续服5剂后，证候继续好转，便血时有时无，左侧头身痛、麻消失，苔白腻缩减，脉略滞缓而弱。考虑少阳郁滞之候已消，便于原方去柴胡、法夏、黄芩三味，不想患者服5剂后，左侧头身痛、麻又起，苔腻又增，乏力复有。余方悟到于此案，时时保持少阳的疏畅之路及生发之效，不可或缺。

以后的诊治中，余便始终不离柴、夏、芩，并一直以这三个基础方之合方加减化裁。患者再服30剂后，经西医复查对比，知"瘤体"稳定，已无"出血灶"，亦未发现有转移情况。重要的是，于患者不管是精神体力，还是自我感觉，从饮食、睡眠，到大小便，从治疗前的数人搀扶，到后来的独来独往，均前后判若两人。据以往治疗经验，如患者坚守，且不出其他意外的话，达到改善病情，提高生活质量，减缓病程发展，延长生命时间，是完全可能的。2013-8-2 09:14

有琴舒歌： 攻而不峻，补而不腻，重在斡旋于三焦气机，中正安和以祛四面之敌。负师此方甚妙，晚辈学习了 2013–8–2 09:30

矢志中医跛鳖千里： 叹为观止，特别是在顾护胃气方面更是周到。2013–8–3 00:01

卢聲聲小醫生： 此案妙处，在于未照搬黄土汤之附、术，亦未径投"抗癌药"蛇舌草、半边莲，而是细心审辨，看准半身痛麻之症，紧守少阳枢机，以小柴胡汤为底，且用黄连厚肠胃而止泻，滑石利六腑之涩结，颇有几分叶桂风范。逢子必捣，量少起效而无大剂之弊，细微之处更见匠心独运。2013–8–3 00:39

【木土两气灶心土】 灶心土又名伏龙肝，乃农村土灶中心黄土泥，经长期草木之火烧烤熟透者，故具木土两气。其辛而温，既温中运土而止血、止泻、止呕，又暖舒肝气而疗肝寒血瘀；更可取者，因其土生金而治肺肠虚寒、络膜伤损所致咯红泻白之候，还因木火之性而治火亏水淫之证。仲师《金匮》中治下血之黄土汤，其中之灶中黄土即此物也。因当下农村多用煤、电、液化气做饭，故不易得，以赤石脂代者，恐有失其旨也。2015–2–2 18:23

1. 阴阳极亏，甘以生发

一男，中年，常觉疲乏无力，已1年有余。自诉半生操劳，西医检查，患乙肝多年，近查又有肝硬化倾向。刻诊：体消瘦，面色略有苍白，精神尚可，自诉饮食、二便亦可；舌淡齿痕，苔白腻滑，六脉沉细微无力。患者自诉如食荤则胁脘不舒，言前医治以温阳、滋阴，或阴阳双补，则皆有"上火"之候。

此患阴阳亏甚乃至虚不受补之度，温阳则阳不化运而产浮火，养阴则阴不敷布而生郁热，阴阳双补则阴阳不通、阴阳互结而亦"火"起萧墙。以脉观之，患者当沉睡病榻不起矣；而精神、饮食尚可者，乃患者笃信佛理得信仰支撑耳。

经云："阴阳气血俱不足者，调以甘药。"此患正适宜于此。调以甘药者，以甘温之剂培育脾胃"生生之气"，化运中焦，启气血生化之源、拨升降出入之枢，则气血渐生、气机渐通、阴阳渐增，徐图缓功。这样，冲淡致远，潜移默化，则虚体有望恢复。仲师曰："虚劳里急，诸不足，黄芪建中汤（桂枝汤类方）主之。"和经旨可谓一脉相承。遂疏方：生黄芪20g，桂枝10g，炒白芍10g，生姜10g，大枣10g，饴糖25g（烊化），茯苓10g，半夏10g，柴胡3g，杏仁4g，炙甘草5g，水煎。嘱其少量多次缓缓呷服，如以常规之法饮用，必吐泻不受。又嘱忌生冷、辛辣、油腻、厚味，多食清淡以及适量进食富于营养而易消化者，如清炖鸡汤、新鲜鱼汤、瘦肉汤等。

患者服药10剂后复诊，自诉觉疲乏略有好转，较之前更有信心，言无上火和其他不适反应，舌象变化不大，脉力略有增。虽非功效卓著，但证明方证方机对路，遂继续以建中辈出入以治。患者服汤药30剂后，各症均大有改善，面有润色，体力耐力精力增，食量加，体重长4公斤。又以原方化裁而中药粉末令其冲服，每次5g，每日 3 次。半年后患者已如常人。嘱其西医生化和超声复查后，电话反馈。言"乙肝病毒携带"，但肝功正常，未有硬化现象。

运脾胃，化中运，助生发，有点"无为而治""不治之治"的境界。中医从一个角度言，既是艺术，又是智慧。愿我辈以热心、仁术、智慧治病救人。

2. 柴桂舒养一气流

女，35 岁，左侧头痛眼糊，左侧肩背、肢体痛、麻、抽、酥，伴头晕、疲乏、思睡、恶心不欲食 1 年余。舌淡齿痕，苔白腻，左脉濡缓略涩，右脉略紧缓。乃少阳枢机不利兼中土不振、生发不畅而气血虚亏，营卫不利之证，疏柴胡桂枝汤加葛根、黄芪行舒通温养、畅生发之道而复气周流之治。服 15 剂乃愈。

中医张牧川：脉缓，正是柴桂汤的证。我现在觉得，体格略瘦的人，疲劳什么的，都可以从柴桂上调和三阳，只是万一有阴证在，还会往里躲，柴桂转不到，要不时抄个底。2014-3-25 14:56

3. 建中疏活血腥消

青年男，半年前呕血、黑便，当地医院诊为"十二指肠球部溃疡兼糜烂性胃炎"，现血虽止而病未愈。刻下：乏力，食稍多则脘疼，饱则呃逆血腥气，便溏色正，舌淡苔白腻，舌下脉络青瘀，左脉略滑躁，右脉濡。结合病史，脉症合参，乃木郁土虚，生发不力兼阳明血瘀，疏四逆散合黄芪建中、失笑而治。5 剂症减，血腥之气消。

【虚劳"砥柱"——桂枝加龙牡汤】桂枝汤温阳化阴，阴阳互化，不燥不腻，冲淡致远，又启通中运，疏发木气，振卫益营，交通内外；龙骨、牡蛎安神、潜敛、收摄、定固，又兼散化虚结而治疗虚劳所致大部分证候。桂枝加龙牡汤虽仲师为男女虚劳所设，细悟则知，各种虚劳无不对证，尤适宜于虚劳而生化乏力、真元虚浮者，于临床屡验矣。2013-10-21 18:12

【产后顽热柴桂除】一女产后一月，于产后十二三天即始发热，服退热西药则降，延时又发，时高烧。刻下又热，头痛，有汗，食欲食量一般，口渴引饮，便溏，舌淡苔白腻，左脉浮滑小洪，右脉浮滑数。乃产后脾虚不运，湿郁化热兼营卫不和之证。疏以柴胡桂枝汤加花粉、芦根，服 3 剂症消，以六君子善后。2014-10-31 16:27

我对柴桂干姜汤方证及相关问题的认识和体悟

——商榷于冯世纶"胡希恕研究柴桂干姜汤方证三十年解读"

柴胡桂枝干姜汤虽然在仲景书中有两处运用的地方，一处为《伤寒论》147 条，一处为《金匮要略·疟病脉证并治第四》（治疟寒多微有热，或但寒不热），但其临床运用可以说非常广泛，而对其所主之证，有一定的争议。如传统意义上包括教科书多认为是少阳病，一些医者认为是厥阴病，如胡希恕先生、冯世纶老师等所代表的伤寒学派。近年来，这个观点的认同度非常广泛，认为是半表半里阴证，也就是厥阴病。我个人认为，《伤寒论》中柴胡桂枝干姜汤证即147条所述，应该是少阳病，而柴胡桂枝干姜汤也完全可以治疗厥阴病。

中国中医药报2015年6月29日"学术与临床"刊登了冯世纶老师整理的"胡希恕研究柴桂干姜汤方证三十年解读"，主要是胡老对《伤寒论》147、148条的认识和体悟，以及冯老本人对胡老之注的解读。认真拜读后，很受启发，但觉得尚有商榷和争鸣的地方。

1. 对《伤寒论》147条方证的认识和商榷

《伤寒论》147条："伤寒五六日，已发汗而复下之，胸胁满微结，小便不利，渴而不呕，但头汗出，往来寒热，心烦者，此为未解也，柴胡桂枝干姜汤主之。"

（1）胡希恕先生对147条方证的注解要点

胡老把"胸胁满微结"分"胸胁满"和"微结"两类证候理解，并认为"微结"就是"大便微结"，亦即148条所云"阳微结"也。胡老认为，此条方证当汗下之后，既有邪热内陷、胸胁满之"半表半里证"，又有丧失津液所致里有微结之症（大便微结），兼之气逆上冲、水气不降之候。胡老尚认为："'此为未解'，言既有表证未解，又有柴胡证未解。"故认为柴桂干姜汤乃和解表邪（包括柴胡证）、润通里结的方子，并在按语中强调："大便微结者，可用本方，大便正常服本方可致微溏。"乃对"微结"做了注脚。需要注意的是，胡老所注之"半表半里证"乃由其本人早期注解之"病传少阳"变化而来，但胡老未明确表达这样的意义何在，而其弟子冯世纶由此悟得"柴桂干姜汤方证当为半表半里阴证，即厥阴病证"。

（2）我对147条病证的认识和悟解

我个人对147条方证的理解是：伤寒后五六日，这期间已发过汗，因不效又用了泻下之法，故而导致阳津两伤、邪气内陷、气化不利。因正伤不重，尚有抗邪之力，故邪气唯内陷于胸胁半表半里之处（而非长驱直入于中下焦），并和胸中津气相搏结，胸阳郁遏，而因之胸胁满。此"结"时间短，较松散，程度较轻，故云"微结"（如为水热、痰热互结于胸而程度重者则为大小"结胸"，如"阳微阴结"于胸则为胸痹耳）。小便不利者，一来因于汗下伤正致气化之力受损；二来因于邪正搏结，胸阳郁遏，气机升降受阻，三焦水道不利。渴者，一来因于汗下伤津；二来因于阳郁气化不畅，津气不能上敷。不呕者，中焦胃腑尚未损及，胃气尚和；"但头汗出"者，阳郁之热不能四达而唯蒸腾于上之故；往来寒热者，乃正邪分争于半表半里之典型证候耳；心烦者，邪结郁热侵扰心神矣。"此为未解"者，言这些证候非整个伤寒病证欲解之兆，当是汗下之治未效、病邪反而深入之状。云"此为未解"者，非为泛泛之笔，当乃申明此与方下煮服法后"初服微烦，复服汗出便愈"之象自有本质区别耶。

（3）对于 147 条中几个"认识点"的商榷和争鸣

从仲师对此证表述之具体来看，条文中毫无省语之蛛丝马迹，再结合本证主方，则知未有充分证据证明"微结"就是胡冯所言"大便微结"；而"微结"置于"胸胁满"之后，则二者互为呼应，后者正是对前者在程度与症机上的进一步说明，文意连贯，吻合整条语境，合机、合理、合方。如把二者拆开理解，倒显得牵强生硬。可见，"胸胁满"和"微结"不可分割，是一个"整体"，表明此证病位主在胸胁，证以"胸胁微结"为要，而不存在"大便微结"之候。

另外，古今不少医者和学者认为，此证"胸胁满微结"乃水饮内结所致。持如此观点者，当因于条文中又有"小便不利""口渴"之症，余不以为然。窃以为，如理解为兼有"微饮"，或许接近仲师本意，但和"水饮内结"恐怕还有不小差距。一来，这些证候和"水饮内结"无必然关联；二来，如胸胁有"水饮内结"，则是"结胸"或为"悬饮"之类，又定有水气凌心之心悸症，而远非"微结"矣；如中下有"水饮内结"，则非唯有"小便不利""渴而不呕"之状；三来，如有水饮之患，而又有"小便不利"者，参以《金匮要略·痰饮咳嗽病脉证并治第十二》，依仲师例，则主方中定有特定治水之品，如茯苓、白术、泽泻之属；即使"短气有微饮"，仲师亦以治水之剂苓桂术甘汤和肾气丸主之。

至于胡老所注"'此为未解'，言既有表证未解，又有柴胡证未解"，则恐有局限之处。其实这个"此"泛指当下所现之证候；"未解"者，未解之兆也；"此为未解"者，乃言这些证候非伤寒病患欲解之兆。

（4）我对少阳病和厥阴病的认识和鉴别

那么，此证到底是少阳病还是厥阴病？回答这个问题之前，则有必要先对少阳病和厥阴病之本质做一梳理鉴别。

纵览仲圣书，从少阳病和厥阴病之病位、病机、病性、表现等方面，结合临床细细体悟，我个人对二者的确立和鉴别是这样的：

少阳和厥阴互为表里，但一为阳一为阴，这是二者病理区别之总纲。

从病位来看，少阳病多见于少阳经循行部位，处阳位而浅，如胸胁部以及头颈肢体偏侧等处；而厥阴病则多见于厥阴经循行部位，处阴位而深，如心胸、胁下、季肋、少腹、小腹及会阴等部之深处、四肢宗筋汇聚处以及头颅颠顶等处。需要注意的是，少阳、厥阴皆属于木，故如木横克土时，则二者均有中焦脾胃之候。

从病机病性来看，少阳病乃邪入（或出）而与正气搏郁于少阳表里之间，以致枢机不利、正邪分争，以阳热郁滞（阳郁）、热多寒少为主要病性特点；而厥阴病乃邪气深入厥阴之位，并和厥阴本身之阴寒互结，又兼之厥阴相火及阴尽阳复之热，则成寒热错杂、体内"阴阳气不相接续"之态（厥阴本为阴尽阳生、阴阳相交之位），然以邪阴结滞（阴结）、寒多热少为主要病性特点。

从证候来看，少阳病主要表现为邪正搏郁，枢机不利，升降出入不畅所致或寒热往来、或发热、或呕、或渴、或咳、或烦、或不欲饮食、或小便不利等，以及少阳相关部位之胀满、结闷、痞硬、疼痛等；而厥阴病则主要表现为深处阴位寒结火郁、阴阳不交、气化不及所致，或四逆、或消渴、或气逆撞心、或心胸疼热、或烦躁、或吐蛔、或下利便脓血、或上热咽喉痛、唾脓血而下寒泄利不止等，以及厥阴相关部位的胀满疼痛、癥瘕积聚癌瘤等。

（5）147 条病证是少阳病

而梳理 147 条所述病证，则有如下病理特点：一者，此证病位主在胸胁，而胸胁正乃少阳之位，此乃仲师定论；二者，此证证机，乃伤寒汗下后阳津有伤，邪陷而与津气微结于胸胁，胸阳郁遏，正邪分争往来，又气机升降失宜、气化不利；此证证性，当邪结阳郁化热为主，阳伤津损为次；三者，此"证机"所致外现之候如"胸胁满""往来寒热""心烦"等正乃少阳病之典型症状，而其他如"小便不利""渴而不呕"等则亦属于少阳病小柴胡汤证（《伤寒论》96 条："伤寒五六日，中风，往来寒热，胸胁苦满，嘿嘿不欲饮食，心烦喜呕，或胸中烦而不呕，或渴，或腹中痛，或胁下痞硬，或心下悸、小便不利，或不渴、身有微热，或咳者，小柴胡汤主之。"）之"或然症"。

如以上述之鉴别要点来对照，此证之半表半里者，当为少阳之位（其外乃太阳之表，其内当阳明及三阴之里，而非胡冯所悟厥阴之地），而此证当属少阳病无疑，非为厥阴之疾。

（6）柴胡桂枝干姜汤于147条病证的治疗方解

此证，仲师主以柴胡桂枝干姜汤治疗。其中柴胡为仲师用于少阳病的主药，主入少阳，辛凉发越少阳之郁阳邪热，"推陈致新"（《本经》语），利少阳枢机；栝楼根甘寒清热散结，生津润燥；黄芩苦寒清泄郁热；牡蛎咸寒，软坚化结散郁热；桂枝、干姜辛温通阳。柴胡、黄芩、栝楼根、牡蛎合而辛开苦泄凉清、咸润化结、甘寒生津，致达疏清邪热、发越郁阳、润化微结、通利枢机之功，为发越少阳热结的经典配伍；桂枝、干姜、炙草辛甘合化，助阳通阳，针对阳伤阳陷，合于柴、芩、瓜、牡，则阴阳互融、对立统一、相反相成，既助发越化结、通利枢机之效，又疏而不伤、清而不凝、散而不燥、温而不热。如此则胸胁之郁阳邪结得以疏化，少阳枢机得以畅达，三焦气化得以通利，气机升降得以调和，如是则本证各类证候自然消除不在话下。可见，柴胡桂枝干姜汤主治阳津两伤而阳郁邪结于胸胁之少阳病，可谓恰如其分。

2. 对《伤寒论》148条方证的认识和商榷

《伤寒论》148条："伤寒五六日，头汗出，微恶寒，手足冷，心下满，口不欲食，大便硬，脉细者，此为阳微结，必有表，复有里也；脉沉亦在里也，汗出为阳微。假令纯阴结，不得复有外证，悉入在里，此为半在里半在外也；脉虽沉紧，不得为少阴病，所以然者，阴不得有汗，今头汗出，故知非少阴也。可与小柴胡汤，若不了了者，得屎而解。"

（1）胡希恕先生对148条的注解

胡老认为："本条即为解释上条（第147条）'微结'一词。根据本条文意，'脉虽沉紧'应改为'脉虽沉细'。阳微，指津液微少；阳微结者，由于津液内竭，而致大便硬结之证。"他把本条分三段解释：

"头汗出，微恶寒，太阳的表证还在；心下满，口不欲食，大便鞕，阳明内结已显；津虚血少，则脉细；不充于四末，则手足冷。可见此之阳明内结，纯由于津液内竭所致，故谓此为阳微结，而与胃家实的阳明病不同，所以必有表（指头汗出、微恶寒言），复有里也（指心下满、口不欲食、大便鞕言）。虽脉沉亦在里之诊，如其为阳明病，依法当多汗，今只头汗出，故知为阳微，而非胃家实的阳明病也。

假令是纯阴证的脏结，又不得复有外证，当悉入在里，而以上为证乃半在里半在外也，故肯定不是脏结。

脉虽沉紧（细），亦不得认为是少阴病。所以然者，阴证不得有头汗出，今头汗出，乃热亢之候，故知非少阴也；津液内竭的阳微结，汗下俱非所宜，只可与小柴胡汤通其津液，表里和则治矣。设服药后而大便鞕仍不了了者，可与麻子仁丸，得屎即解矣。"

并按："此亦由于汗下无法而致亡津液的变证，亦即上节所谓为

106

'微结'者；不过'可与小柴胡汤'，不如柴胡桂枝干姜汤更较贴切，或传写有遗误亦未可知；又，脉沉紧，当是脉沉细之误。"

（2）我对 148 条方证的认识和悟解

窃以为，如把 148 条分段理解会更加明了，但这个分段和胡老之分段是不同的。

"伤寒五六日，头汗出，微恶寒，手足冷，心下满，口不欲食，大便硬，脉细者，此为阳微结，必有表，复有里也"是第一段。这段陈述了伤寒病证的时间、证候和诊断。时间是"伤寒五六日"（其间未采取治疗措施），当下的证候是"头汗出，微恶寒，手足冷，心下满，口不欲食，大便硬，脉细"，而病证诊断就是"阳微结，必有表，复有里也"。陈述紧凑连贯，文字简洁，内容全面，其实相当于现在"病历"的"主诉"和"诊断"，而"阳微结"既是诊断，又乃本条"文眼"之所在。分析病理机转，伤寒五六日、微恶寒者，是表证必然存在；而"心下满、口不欲食、大便硬、脉细"者，则显为阴津伤损（脉细），少阳枢机不利（心下满、不欲食），阳明胃肠郁结（大便硬）之候；但较之于大满而喘、腹痞硬痛而大便燥结、脉实滑数等阳明大实之证，则郁结程度轻微，故仲师断之为"阳微结"。"阳微结"者，邪热阳气郁结较浅、而外邪犹未尽入于里耳。脉细者，一来阴津伤损，二来因阳郁而脉气不达，三来合参于"心下满、口不欲食、大便硬"，反映津液不通、脾胃力弱而运转不畅；头汗出者，乃阳郁于里、四达不畅而唯蒸腾于上矣；手足冷者，阳郁而敷布不及也（与318条四逆散证有相通之处）。此证表邪未尽、里证初结，故仲师又云"必有表，复有里也"。

"脉沉亦在里也，汗出为阳微。假令纯阴结，不得复有外证，悉入在里，此为半在里半在外也；脉虽沉紧，不得为少阴病，所以然者，阴不得有汗，今头汗出，故知非少阴也"是第二段。这段是对本证"诊断"的多重论证以及"鉴别诊断"。个人认为，这段"汗出为阳微"之"阳微"（如解释为阳气衰微，则显然和本证机不符），于病理、于语境皆为不通，如为"汗出为阳微结"，则既和上段"阳微结"相一致，又和后面"纯阴结"相呼应，更重要者于理相通。由此可推知，"阳微"后面脱漏一"结"字。这样，这段可以如此注解：假如脉沉的话，也是有里证的表现，而（头）汗出正是由于"阳微结"郁热蒸津于上所致；假如是纯阴结（纯阴结者，纯阴寒之邪结于三阴之脏耳），则邪气全部入里，不会再有表证；而此证表邪未尽、里结不甚，乃不全在太阳之表，又不全在阳明之里，故云"半在里半在外也"（和"必有表，复有里"是一致的）；此证手足冷、脉细似为少阴病，但脉象即使沉紧（"虽"为"即使"之意），也不会是少阴病，因为少阴病除非阳脱而不得有汗，现在头汗出，故更非少阴病矣。本段以假设、排除、鉴别（和最相似之纯阴结、少阴病二者鉴别）论证法层层递进，以确定"阳微结"之诊断的必然性。

"可与小柴胡汤，若不了了者，得屎而解"是末段。这段是"治疗"部分。此证"阳微结"乃表邪未尽、复有里结之证，表气不通、里气不和而又表里不交、枢机不利，显然乃"三阳证见"，再兼阴津伤损，则汗下俱非所宜。"三阳证见，治从少阳"，故仲师用小柴胡汤疏利少阳枢机，以交表里、通上焦、下津液而和胃气（这种治法又和《伤寒论》第230条"阳明病，胁下硬满，不大便而呕，舌上白苔者，可与小柴胡汤。上焦得通，津液得下，胃气因和，身濈然汗出而解"有相通之处），如果服药后效果不大而微结之候不了了者，则恐为脾弱胃燥、津亏里结之脾约证，可与麻子仁丸，得屎而解焉。

小柴胡汤于此证，不管方证之间，还是药候之间，从表面看均无直接的对应关系；而这种治则治法反映了经方中"一方多证"的问题，也隐含着仲师用方用法不仅着眼于病、证、症，还用功于病理机转之"关键点"的破解。即如此证，仲师即以小柴胡汤的整体功效来破解"少阳枢机不利"这个"关键点"，而追求"上焦得通，津液得下，胃气因和"之效。针对病理机转之"关键点"的破解，此实乃仲师经方"一方多证""一方多法""一方多效"的内在机制之支撑，亦即本人提出的"方机对应"学术之要点。

此证仲师判为"必有表、复有里"之三阳并病（此"三阳并病"跟《伤寒论》99条"伤寒四五日，身热恶风，颈项强，胁下满，手足温而渴者，小柴胡汤主之"之"三阳合病"自是不同），但尚不能完全肯定小柴胡汤的疗效，故云"可与"而不以"主之"之语，另又补充未有显效时的治法，可谓用心良苦矣。

（3）对于148条中几个"认识点"的商榷和争鸣

胡老提出148条即为解释147条中"微结"一词。基于上述余之认识和体悟，本人认为显为不妥。147条"微结"于胸胁而小便不利，病位主在少阳，在上；而148条"阳微结"于中下胃肠而大便硬，证见三阳而位主于下。二证病理机转更有较大差别。冯老师据胡老之注而悟出147条"微结"后面"漏掉一个'阳'字"，则显然有牵强硬靠、拆解原句之嫌。

胡老认为此条"脉虽沉紧"应改为"脉沉细"，"脉沉紧，当是脉沉细之误"。此是胡老为了保持前后脉象一致性之推测所为。个人以为，此乃胡老未理解仲师运用假设排除以论证之笔法所导致。"脉沉"后面有一"亦"（"也"之意）字，乃假设也，此"假设"以排除和鉴别"纯阴结"矣；"脉虽沉紧"之"虽"者，古意乃"即使"也，还是假设，此"假设"以排除和鉴别"少阴病"耳。

胡老认为"阳微，指津液衰少"，个人以为毫无依据，南辕北辙。津液在中医理论体系中从来就是"阴"的范畴。那么胡老为什么这样解释，恐怕是因为，解释为阳气衰微则觉于病证更为不符，就只能根据证有津伤之机而如此解释，则反而距离原意更远了。造成如此尴尬局面的缘由，正如余之所言，"阳微"后面脱漏一"结"字。

胡老认为，"不过'可与小柴胡汤'，不如柴胡桂枝干姜汤更较贴切，或传写有遗误亦未可知"。胡老有如此悟解，当源于本人认为148条和147条之方证有同一性，亦恐有胡老对仲圣运用小柴胡汤于此证之深意未完全领会的原因。其实，如参悟《伤寒论》230条，就可以肯定小柴胡汤于此证的确定性，胡老之悟，余不能苟同。而胡老主张此证小柴胡汤未效时，可与麻子仁丸以润下，我本人则非常赞同。一些医者、学者和教科书主张用调胃承气汤，因本证尚有脉细津伤之机，故余以为不妥。

另外，胡老认为"此亦由于汗下无法而致亡津液的变证"。而余以为此证当"伤寒五六日"之自然传变，原文未有汗下误治的暗示和"痕迹"，但可以肯定的是，在自然传变的过程中已有损及津液之实。

3. 柴胡桂枝干姜汤可以治疗厥阴病

虽然147条方证属于少阳病，仲师以柴胡桂枝干姜汤主治，但柴桂干姜汤能不能治疗厥阴病呢？我的答案是肯定的。这并不矛盾，也就是说，柴桂干姜汤既可以治疗一些少阳病证，又可以治疗一些厥阴病证，根据就是经方之"方机对应"思想。具体到柴桂干姜汤，就是柴桂干姜汤可以"截断"一些厥阴病证的病理机转。一来，柴桂干姜汤方中几乎全部药物皆可入厥阴之位，也就是此方整体效能可直达厥阴之部；二来，此方既可解阳郁，又可化阴结，故可针对一些厥阴病证的关键机转。

如证属厥阴之位寒热错杂、阴结阳郁、阴阳不接、气机不流（或厥或不厥）者，则此方宜之。方中柴胡、桂枝、干姜辛温通阳，入厥阴开化阴结；柴胡、花粉、黄芩、牡蛎辛苦甘凉咸寒合化，入厥阴发越、清泄、润化以疏阳郁；二药组又可相激相荡，开结疏郁之功尤胜一筹；花粉、牡蛎、甘草甘寒生津润燥。如此则阴化阳敷、津布气流，厥阴机关自可扭转，厥阴病证自可消除。唯需权衡阴结和阳郁之谁主谁次，而宜调节两个药组之孰重孰轻。

由此可见，同一个经方针对不同病证时，此方发挥功效的内在机制、方向路线以及组合力、作用点会有不同，这也是"一方多证""一方多效"的原因之一。

如一个患者患少阳病而病理机转符合柴桂干姜汤时，则此方便作用于少阳病；如无少阳病但患有厥阴病，其病理机转于另一角度又合乎柴桂干姜汤时，则此方遂作用于厥阴病。

4. 病案举例

正是本着这样的认识，临床上如一些心肺、胸胁、肝胆、妇科等疾患，尤其是一些积聚痰癖、癥瘕癌瘤等病证，不管属少阳病还是厥阴病，病位不论上下，只要其病理机转和柴桂干姜汤于不同角度有较大对应点者，余皆以柴桂干姜汤节制其量、随方就圆以治之，效果肯定。现举两例相关平常病案，以资探讨和交流。

【**病案 1·喘证**】近治一七旬老妪，患喘证 10 余年，往年以冬季为甚，而今岁盛夏亦屡屡犯发。近来中西医屡治而效式微，经人介绍遂来我处。刻下喘咳气短，胸胁痞满结闷，脘胀，心悸头晕，痰少不利，喘咳以子时为甚，头汗多，顺颈项而流，食尚可，口时苦，口干不欲饮，小便不利，乏力身肿，大便可，舌淡前有红点、苔白腻，右脉寸关略滑、尺略紧，左脉略弦、按之濡细涩。研辨此病，证乃伏邪郁结少阳胸胁，致枢机不灵、肺气不利、三焦升降失宜、水道不畅而水气上凌心脑，又兼之气津生化敷布不及矣。证属少阳病，而子时乃少阳值时，此刻阴阳交接、正邪乘机搏击，以致喘咳以子时为甚之状。治宜通阳郁、利枢机、化邪结、利肺气、畅三焦、复升降、益气津，疏柴胡桂枝干姜汤加味治之：柴胡、桂枝、干姜、黄芩、花粉、牡蛎、杏仁、厚朴、薤白、白人参、麦冬、炙草，水煎服。患者服 10 剂后复诊，余望色、闻声即知大效矣，而其自诉喘咳、胸满大减，其他各症亦或减或消，唯觉乏力、汗多较显，脉象较前和缓，按之略转流利，遂于原方加黄芪、五味子二味，予 10 剂以扶其正而搜逐伏余之邪，并嘱患者务必坚持诊治至三伏尽，以冀借夏"宣"之机而透邪殆尽耳。

【病案 2·头痛】一中年女性患者，阵发颠顶头痛月余，痛则气短心悸，恶心干呕；口苦，双目涩痛而眩，不欲饮，食纳一般，二便可，舌淡暗、光剥无苔，左脉弦紧，右脉弦滑。此显为水浊逆气，横忤厥阴，浸胃凌心；又厥阴之位阴结而阳郁，则气化不畅而津液失布。

治宜疏化厥阴阴结阳郁，平降厥阴水浊气逆，健运中焦斡旋气津，即以柴桂干姜汤合吴茱萸汤化裁治之：柴胡、桂枝、干姜、半夏、黄芩、花粉、牡蛎、吴萸、生姜、茯苓、白术、炙草，水煎服。患者服5剂后来复诊，自诉头痛已平，其他各症均消失或大减，唯有疲乏，食纳一般，遂在原法基础上兼温阳益气、健脾疏肝以善其后。

2015-7-14 11:03

负克强：此乃余近来的心血之作，是考验博友耐心、钻心、学心的一篇长文，欢迎治《伤寒》之学的同仁博友交流探讨，如转发引起广泛的思考、争鸣，引导出各自的观点主张，则是余最期望的。不是要大家捧场，而是我们要摒弃迷信大师权威的心理，不论对错，有自己的思考是最好不过。2015-7-14 11:23

槐杏中医 V：短气有微饮，说明饮可微。解此方亦需多识牡蛎之用。少阳之腑为三焦，通调水道。曾治一例小便频数、量小，日几十次者，用此方愈。方证中既有小便不利，方药中无治饮之药便不治其饮，或解为本无饮结？亦属牵强。牡蛎散结利水，引饮入三焦，脏病还腑；干姜温脾运化，助饮使出水道。正其用也。

2015-7-14 11:36

负克强："邪气内陷于胸胁半表半里之处，并和胸中津气相搏结，胸阳郁遏，而因之胸胁满。"这是我的解释，可以理解为"微饮"，但和"水饮内结"又有差距；如水饮内结又小便不利，依仲师例，则更应利水，但此方无；牡蛎和利水药相配方有化水结之功，和花粉相伍，乃咸润化结之效。

2015-7-14 15:24

负克强：此方的利小便之效，即以其疏郁结、利枢机而畅三焦气机之功来达到，而非有利水之品。2015-7-14 15:41

槐杏中医V：是。不利而利，方之妙也。2015-7-14 16:08

创新中医：谈谈柴胡桂枝干姜汤。布局是寒热平调，病属表证未解，又传里证。柴胡、桂枝解表，黄芩、干姜治里。所谓结，是寒热互结，故用花粉、牡蛎散之。读《伤寒》不要只读《伤寒》，要放开眼界，才能贯通？2015-7-14 12:22

剑胆琴心悟太极：不人云亦云，跳出前人藩篱。真难得！2015-7-14 16:43

【似为厥阴太阴二阴"阴结"之证】

懒虫爱读书0521：患者自觉右胁部胆区有冷感，着凉后益甚；中脘穴及脐周可触及硬块，硬块初起以脐左侧明显，后左右两侧均出现；平卧腹部无隆起，自觉胃胀、腹胀，硬块按之不动，揉腹时可听到腹中有沥沥的水过声；便秘，大便3～4天一行，便质正常但有不畅感；饮食减少且食后胃脘痞胀，排气减少但着凉后呃逆增多。此人最开始的症状是晚上1点之前不能入睡，故我考虑是损伤了胆气，《内经》言："凡十一藏皆取决于胆。"故我考虑其病因是胆寒，曾处方温经汤与柴桂干姜汤加减：桂枝15g，当归10g，茯苓20g，丹皮10g，白芍15g，甘草5g，川芎10g，吴萸12g，半夏10g，柴胡12g，瓜蒌12g，牡蛎20g，枳实20g，白术15g，莱菔子20g，生大黄10g，

水煎服。服 4 剂无效。请负老师指点。2015-2-27 08:08

负克强：自觉右胁部胆区有冷感，不唯胆寒。此案舌脉之象缺如，统筹其他证候，似为肝胆脾胃皆寒，火不化，木不疏，土不运，故胁下、胃肠淫生水饮冷癖痰饮之邪。以六经辨，似为厥阴太阴二阴"阴结"之证。你所选打底方不错，尤其是柴桂干姜汤，然整个方中较多牵制，主向不明，建议柴桂干姜汤、苓桂术甘汤、景岳暖肝煎合而化裁治之。2015-2-27 11:24

大青龙汤就是"发越"之剂

《伤寒论》39 条云："伤寒脉浮缓，身不疼但重，乍有轻时，无少阴证者，大青龙汤发之。"

对此条之理解，历来争议很大。有言错简者；有以 38 条（太阳中风，脉浮紧，发热恶寒，身疼痛，不汗出而烦躁者，大青龙汤主之）为据，认为此条中尚有发热、烦躁诸症自在言外；有以"三纲鼎立"之说解之者，言大青龙汤证是风寒两伤、营卫俱病，如成无己、许叔微、方有执等；还有言，"脉浮缓"由"脉浮紧"转变而来，"身重"由"身疼"转变而来，言下之意为，表寒已因阳气郁闭而有化热入里之势，且引《内经》言"脉缓者多热"以证之，如尤在泾。

窃以为，这些注解多预定结论而附会牵强，皆不能服人。要正确理解这一条，须从38条大青龙汤证之常规意义"表寒外闭、阳郁化热"中解脱出来，而回归到39条本身。

事实上，仲师自身也不墨守一方对一证、一药对一症，而一方数证、一药数症之用常贯穿于整个《伤寒杂病论》中。如甘草泻心汤除治心下痞外，还治狐惑病；炙甘草汤除治"伤寒脉结代，心动悸"外，还治"肺痿涎唾多"；桂枝汤，"表证得之，为解肌和营卫；内证得之，为化气调阴阳"，《金匮》还治妊娠恶阻。涉及到药物，如石膏之用，除清热除烦外，还软坚散结，如木防己汤治膈间支饮之心下痞坚，其中石膏即此用矣。可见，一个经方之"证"是活的，不是死的，即如大青龙汤证。

大青龙汤之"常规"功效乃发汗疏表，清热除烦。然从药物组成，并对比越婢汤、麻杏石甘汤等方，且参考《金匮》"病溢饮者，当发其汗，大青龙汤主之"来看，大青龙汤的功效撮其要而言，就是"发越"两字。从此数方中，可发现一"发越"之药对，就是麻黄和石膏。二者相配不但可发越热闭，还可发越在表之水气。较之越婢汤，大青龙汤又多了桂枝和杏仁两味，而且其余各味量也相同或相似。麻黄和石膏再合桂枝、杏仁，则发越之功中，温通开闭之力更胜一筹。故大青龙汤不但发汗宣郁烦，更能发越在表风寒水湿诸邪。其中石膏就其单味作用而言，不但可清热除烦，还可因其甘寒而监制大队辛燥之品，以免伤阳耗津；更因其辛寒，和其他辛温之品可相激相荡，对立统一，使全方发越功效尤佳。可见，大青龙汤中之石膏非只为"郁热烦躁"而设。

了解了这些道理，跳出了固有"框框"，则 39 条不难理解。

紧扣 39 条原文来看：伤寒脉浮者，为表邪之象或郁邪突表之势；而脉缓、身重者，明明白白，不就是湿吗？如释为"欲化热入里"，则显为牵强；身不疼者，乃无寒之拘急收引之象，或寒微不足以成紧（或许有人要问，既曰伤寒，怎能无寒？这个大家应该知道，仲师曰伤寒之病者，不仅为寒耳，如《金匮》有云："伤寒八九日，风湿相搏……"）。"脉浮缓"和"身重"结合起来看，则风湿困表无疑。风性外向，但因湿邪黏滞而外突不得，故脉浮；湿性重着，但因风力"外扯"而内入不能，则困坠于肤表，郁遏表阳，故脉缓、身重。如为风寒或寒湿在表，则皆不可能是浮缓之脉。身重"乍有轻时"者，为身重偶有减轻之时，说明表阳郁闭因借自然阳旺之时而有伸展之机。

此证既为风湿困表、表阳郁闭之证，而大青龙汤可发越在表风寒水湿诸邪，则仲师治以大青龙汤并曰"发之"，便在所当然了。

或许有人又问，《金匮》第二篇论及"风湿相搏"之证者多，但为何仲师不以大青龙汤主之呢？

《金匮》风湿相搏之证，若大家细细领悟，会发现风湿郁于肤表者少，而流注于筋肉、骨节者多，故皆"身疼""一身尽疼"，且大多有"汗出""头汗出"之症，故如主以发越卫表之大青龙汤则皆不宜也。只有防己黄芪汤证"风湿，脉浮、身重"和《伤寒论》39条之证相似，但因表虚"汗出恶风"者以大青龙汤为忌，而主以防己黄芪汤（此又反证了39条"烦躁"不必有，但定"无汗"矣）；还有麻黄加术汤证，用方近于大青龙汤，但前者"湿家身烦疼"，既烦又疼，说明湿邪已浸入肌肉、筋骨，滞重而位深，如用大青龙汤之发越表邪则有所不宜，故以麻黄汤发汗散湿，而重加白术以导引药功入里，加强利化在里肌肉、筋骨之湿。仲师之意，白术主肌肉、筋骨和位深在里之水湿，此点亦可于《金匮》"里水，越婢加术汤主之"以及白术附子汤证、甘草附子汤证等得到印证。

如此前后左右对比参照之论述，所得核心无非是，39条乃"风湿困表、表阳郁闭"之证，大青龙汤主之者，乃开表闭通阳郁、发表风越表湿矣。如因少阴阳虚而煦化不及所致之证，则非大青龙汤伤阳耗气所宜耳，故云"无少阴证者"。

《伤寒论》39条大青龙汤之运用，亦正是经方"方机对应观"的有力体现。

【大青龙汤消肿胀】四旬女，素有喘嗽宿疾、咯泡沫痰5年余，时胸闷气短、迎风则甚。刻下，生产后7月，腹大如釜，全身肿胀，头晕，背痛腰困腿酥，身痒，搔之则起红痕红疹，口干渴引饮，食可，小便少，舌青淡、齿痕黯然，舌中后苔白腻积腐，舌前少苔，左脉濡缓细涩，右脉按之濡缓、寸关兼滑。

论病机，此患素伏风痰于肺，产后肺肾有亏，肺气宣肃不利，肾虚气化乏力，因之水津不布、水道更为不畅，风水痰饮遂郁于表、困于里，清浊升降失常，而各症丛生。舌青淡、齿痕豁然者，水饮之象也；苔象亦为气化不畅、清不布、浊不化之候；左脉濡缓细涩者，阴血因邪阻而不流利矣；右脉寸关兼滑者，肺胃风痰耶。

论治则，当温养肺肾基础上，主以发越风痰水气，宿疾新病"一锅端"，遂疏以大青龙汤加味治之：麻黄 12g，桂枝 12g，杏仁 9g（捣），生姜 9g，大枣 10g，石膏 20g，生黄芪 30g，厚朴 9g，大腹皮 12g，熟地 18g，怀牛膝 12g，炙甘草 10g，水煎服。

患者服 10 剂后，因故延迟一月复诊，自诉服完 10 剂后，各症均大减，尤其全身肿胀消失，腹大缩小，口无干渴，头晕、身痒亦消，而喘嗽咯痰、胸闷气短近一月余亦未再犯；舌淡，齿痕变浅，苔转薄白，脉象濡缓，较前滑利。遂以原方小其剂，而继施固本、越邪、固效之功。

厥阴病乌梅丸方证和方义的一些本质问题

看来，有必要再谈谈厥阴病乌梅丸方证和方义的一些本质问题。这还需从伤寒"六经"和六经病证的本质概念说起。

伤寒"六经"到底是什么？窃以为，乃机体六个层次的"功能态"（而非"结构态"）而已。此"功能态"中既包含脏腑、经络之能态，而又涵"六气"（太阳、阳明、少阳、太阴、少阴、厥阴）气化之能态，多维立体而互有联系。六个功能态无病时以生理状态运行，个体于通常状态下是感觉不到的；而有病时则分别以病理状态存在，即表现为六经病之证候。

那么，六经病证的实质是什么？窃以为，就是上述六个层次"立体功能态"的病理状态，是既相互独立又有联系的六类系统性病证；每类病证既可因外感引发，又可因内伤导致，既包含本属脏腑经络或本气气化的病理表现，又可波及其他相关脏腑及部位（如厥阴病又可波及心和胃肠）；各个系统病证之间因个体不同而无一定的传变顺序，但于特定个体又有传变规律。

那么，厥阴经的本质又是什么？厥阴者，肝与心包也；厥阴者，两阴交尽也。厥阴为罢极之本，阴尽阳生（复），虽为阴脏（腑），然皆内寓相火（生生之气），阴中涵阳，阳敷阴濡，体阴用阳，互为生生，互为抱负，方是一团生理和气，此乃厥阴本质。

如病至厥阴，则平衡打破，阴阳失和，邪正交争，而成寒热虚实错杂、阴阳不相接续之证。此乃厥阴病特点，那么，伤寒厥阴病乌梅丸证的本质机转是什么？

要明白这个问题，需要从《伤寒论·厥阴病篇》中的三段条文入手，这三段条文分别是：

326 条云："厥阴之为病，消渴，气上撞心，心中疼热，饥而不欲食，食则吐蛔，下之利不止。"

337 条云："凡厥者，阴阳气不相顺接，便为厥。厥者，手足逆冷者是也。"

338 条云："伤寒，脉微而厥，至七八日，肤冷，其人躁无暂安时者，此为脏厥，非蛔厥也。蛔厥者，其人当吐蛔。今病者静，而复时烦者，此为脏寒。蛔上入其膈，故烦，须臾复止，得食而呕，又烦者，蛔闻食臭出，其人常自吐蛔。蛔厥者，乌梅丸主之。又主下利。"

326 条是厥阴病提纲，点明了厥阴病的一些普遍证候，如消渴、气上冲心、心中疼热、吐蛔、下利等。需要指出的是，于厥阴病而言，这些证候并非皆绝对出现，亦并非皆同时出现，而有时会在共同病机背景下以其他形式表现出来。尤其是吐蛔之症，如因蛔而痛、因蛔而厥，则定是厥阴病，如仅吐蛔而无胁脘疼痛等症者，则显非厥阴病矣。

337 条指出"厥"的表现和核心病机。"厥"的主要表现是手足逆冷，而核心病机就是"阴阳气不相顺接"。但这里需要指出的是，"厥"是厥阴病之重症，然不一定是厥阴病的必见之候，有者可有，有者则无，如厥阴病提纲中就未见矣；"阴阳气不相顺接"亦非唯厥阴病一家之核心病机，但凡厥者，其机则皆如此耳。然少阴之厥，乃阳微阳脱而不与阴气相接，或阴盛阳微而两不相接；而厥阴之厥，一般情况下为邪结而气机阻遏致阴阳气不相顺接也。

338 条主要论述了脏厥和蛔厥在具体证候上的区别，引出了厥阴病主方乌梅丸。在这里需要指出的是，不论是脏厥还是蛔厥，皆因邪结而致阴阳气不相顺接，故皆为厥阴病之属。唯脏厥者，乃阴寒结于内脏而致阴阳不接；而蛔厥者，乃因脏寒（主指胃肠有寒）复有蛔虫攻扰而致阴阳不接矣。

根据厥阴本质和厥阴病特点，结合三条经文之内涵和乌梅丸之方构，就可梳理勾勒出厥阴病乌梅丸证的本质机转是，邪气感传或直中厥阴之位，和厥阴本身之阴寒互结，又和厥阴相火及阴尽阳复之气相激相荡，而成寒热虚实错杂、体内"阴阳气不相接续"之态，然以阴寒结滞（阴结）、寒多热少为主要病性特点。

条文中：消渴者，一来因于邪结至阴之位而气化不畅、阴气失布，二来因于郁热烁津；阴寒邪气和厥阴相火、阳复之气搏结而相激相荡，逆冲则觉气上撞心、心中疼热、"其人躁无暂安时"；饥而不欲食者，郁热消谷则饥，脾阳本伤，加之木不疏土则不欲食；病至厥阴，本有脾胃有损且木不疏土之患，下之则更伤中阳而摄运失司，故"下之利不止"。另外，寒热错杂，难分难解，常攻于下，则见久利之症；阴阳不接，内外不交，气血不通，不充于脉，不煦于外，则脉微而厥、手足逆冷或肤冷矣；邪正相激相荡而蛔不堪其扰，或蛔避肠胃之寒趋胆腑之温而上入其膈则烦、或气机更为闭阻以致剧痛而厥，乃为蛔厥；正气时欲驱蛔以出，故常借"蛔闻食臭出"之机而成呕吐之势，则有"食则吐蛔""得食而呕""其人常自吐蛔"之状。

但这里需要提出的是，判定厥阴病乌梅丸证的根本依据应该是该证的核心病理机转，而非唯以一定的症状来靠定。因为相同的病理机转于不同的患体，甚而同一患体但不同的时空状态下，会产生不同的症状；而相同的症状于不同患体、不同病证中赖以产生的病理机转也是不一样的。症状的不确定性由此可见一斑，而不考证内在病机脉络，唯以症状的拼凑来认定方证，看来不完全靠谱，起码有走偏之时矣。

乌梅丸本仲师为厥阴蛔厥之证而创设，然一方既出，即和厥阴病机之本质神合幽通，故后世即以为厥阴病之主方焉。

乌梅丸由乌梅三百枚，细辛六两，干姜十两，黄连十六两，当归四两，炮附子六两，蜀椒四两，桂枝六两，人参六两，黄柏六两组成。

方中乌梅酸入厥阴，《本经》云其"下气，除热烦满，安心，止肢体痛，偏枯不仁，死肌，去青黑痣，蚀恶肉"。可见乌梅不仅酸平和肝，生津止渴，安蛔止泻，且可开结通痹、启发生机，又可下气、除烦、安神，还可引诸药潜入厥阴之郁结，以防药邪格拒，于厥阴之病机、之症状非常的恰，作为主药主将自是当之无愧、当仁不让。

细辛、干姜、附子、蜀椒、桂枝大辛大热之队，乃仲师时常倚重之品，驱阴寒、化阴结、开阳郁、通经络、止闭痛、回厥逆，尤其细辛、蜀椒二药味辣性烈，破阴通阳之功殊胜，又有杀蛔之效，故此大队药组为此方之重，反映了仲师以破阴通阳为主的施治谋略，也证明了厥阴病机以"阴结"为病机之主要矛盾。

黄连、黄柏显然是相对应的一组，寒清苦降清郁热，针对相火郁热的一面。然此药组相对而言，较为势单力薄，表明仲师以二黄清泄郁热为辅，也印证了相火郁热为病机之次要矛盾也。另外，二黄苦寒之组，和前面大队辛温之部，辛开苦降，寒温相荡，相反相成，对立统一，共奏开结通郁之功。

人参、当归则显为养正之组。病至厥阴，定有正虚之机，唯程度之别。人参补益气阴，伍干姜养中气、温中阳、防木贼、保生化，乃仲师顾中培土之遣；当归养血活血，配乌梅养肝阴、补肝体、复肝用、蓄生机，为仲师扶持厥阴本经之用。人参、干姜合当归、乌梅，补益阴阳气血，一来养正气以助祛邪之力，二来预防大开大通伤及无辜，三来体现了仲师保护木土"生生之气""生生之机"之深谋远虑矣。

以米饭、白蜜甘养之品作丸，不仅养胃气、和诸药，又可作制蛔之诱饵。

（具体于治蛔，本方则以酸退蛔，以辛伏蛔，以苦下蛔。）

可见，乌梅丸中药对药组主要针对的是厥阴病之病机因素，而非一定的单一症状。另外，一个症状的产生，多不是单一的病理因素所导致，而往往是复合因素的结果。如心烦一症，于厥阴乌梅丸证中，就不是"郁热扰神"单一因素所致，也可以是阴浊干清、阳郁不通所致，更可以是正邪相激、寒热相荡所致。故心烦非黄连一味所能消除，而黄连非唯心烦一症而设。症状的消除主要建立在方中药构、药组、药对之间协同作用而瓦解病理机转的基础之上，而绝非药症之间一对一的机械关系，如附子非唯疼痛，桂枝非唯气冲，而久利就不是黄连、黄柏二味所能解决。脱离方构、药组、药对的动态协同、对立统一以及病证内在的病理机转，而单独提取并论证一两味药物的单一功效，已经脱离了中医思想和方药，尤其是经方，精髓矣。

由于乌梅丸入厥阴之经驱阴寒、化阴结、清郁热、开阳郁、通经络、止闭痛、回厥逆，故除蛔痛、蛔厥之证外，凡厥阴之位以及相关之处如心胸、胁下、季肋深处、膈下、脘腹、小（少）腹、会阴、冲脉血室等部及四肢宗筋汇聚之处、头颅颠顶等处，因外感或内伤而成阴寒（伏寒）固结、阳郁不通、阴阳不接、内外不交、气血闭（痹）阻，复加郁热由生、寒热错杂、寒热激荡、逆上攻下之机而致慢性疑难痼疾，甚而癥瘕积聚癌瘤者，不论内外妇儿，不论有无痛、厥、寒、热、烦、渴、利、吐、呕、蛔等系列症状并见，皆可以乌梅丸方化合加减以治之，临床运用非常广泛。

由于厥阴乃阴尽阳生、阴极阳复之位，故为阴阖阳开、生机萌发之枢（少阳为三阳之枢，少阴为三阴之枢，而厥阴应为阴中出阳之枢，亦即阴阳之枢），如厥阴之位阴结阳郁，则阴阳枢机不利、开阖失司、生机不畅而诸证生焉，而乌梅丸可调厥阴之枢、利开阖之机、畅生发之气。故有医者从阴阳开阖枢学术之角度，运用乌梅丸广泛辨治各科疾患。

至于厥阴病他证和变证，如阴结郁极而发，阳复太过，热深厥深之白虎承气之证；郁热腐败气血致痈脓、便脓血之候；阴盛而阳复无力致厥之四逆证；血虚寒厥之当归四逆证，以及郁热上蒸为咽喉痛、唾脓血又阴寒下沉为泄利不止之麻黄升麻汤证；还有厥阴阴浊上逆且犯胃之吴茱萸汤证等者则和上述厥阴常规病机有异，宜另当别论矣。

由厥阴病乌梅丸方证和方义的本质解读，应该可以领会到经方的重要精髓之一，就是"方机对应观"。关键就是一个"机"——病机、证机、方机。举一反三，不仅乌梅丸"方和机"如此，其他经方亦如此焉。经方的方证对应，应该是方机（方构的整体功效机制）和证机的对应，而绝不是方中药品和症状罗列的对应。

经方学术理论和临床运用，不应该误入歧途。

苓桂术甘汤和真武汤之方证的区别

《伤寒论》67条云："伤寒若吐、若下后，心下逆满，气上冲胸，起则头眩，脉沉紧，发汗则动经，身为振振摇者，茯苓桂枝白术甘草汤主之。"82条云："太阳病发汗，汗出不解，其人仍发热，心下悸，头眩，身瞤动，振振欲擗地者，真武汤主之。"

这两条所言皆为伤寒或太阳病若吐、若下、若汗后所致之变证，皆为治不得法、阳气受损、气化不及所致水饮内停之证，治则皆为通阳化水，然二者又有病位、程度、症状及方药针对性之不同。

67 条乃倒装句。"发汗则动经，身为振振摇者"应在句后，其所述之症乃预设变证，言下之意，"心下逆满，气上冲胸，起则头眩，脉沉紧"乃由吐或下所致，但如再发汗，则又可出现"动经，身为振振摇"等更为严重之变。

梳理 67 条之意，其证无非伤寒吐下伤及中阳、中运乏力致饮停中焦（心下），且水气逆冲、清浊反位之证，而现"心下逆满，气上冲胸，起则头眩，脉沉紧"等症，故治以苓桂术甘汤通阳运中、化饮降逆。但如再误汗，则不仅脾阳受损，而且进一步伤及肾阳，则气化更为乏力，水气停淤更甚，以至浸及全身经脉，水渍经动，且经失阳煦，再加之水气"荡漾"，身体遂为之震颤动摇，此乃经文所云"动经"之象矣。

但以清·尤在泾为代表的医家以"发汗则动经，身为振振摇"与前述"心下逆满，气上冲胸，起则头眩，脉沉紧"并为一证理解，认为皆属苓桂术甘汤所主之范畴。这应该是没有细辨原文倒装句法和仲师预设变证所致。

而 82 条之证，则似于 67 条所预设"发汗动经"之变证，唯程度更重。67 条预设变证为"身为振振摇"，而 82 条"身𥆧动"者，即身颤动如眼目𥆧动之频繁，且达到"欲擗地"之程度，即欲伸出双手以扶于地。此二者虽程度有别，但证机一致，皆因误汗而更伤肾阳，水饮"荡漾"且浸渍动经。

较之 67 条，82 条之证病位由中焦心下已及下焦少阴，而水饮内停更甚；症状由"心下逆满，气上冲胸"发展至"心下悸"，由"起则头眩"发展至持续"头眩"，且"仍发热"者，乃阳郁不宣之象。治宜针对下焦肾阳之损亏入手，故以真武汤温肾通阳、化气行水主之。真武汤和苓桂术甘汤主要区别在于附子温阳化气和桂枝通阳化气之异。

李克绍老曾专门论述了此二条"振振摇"与"身𬌗动"之因由之不同，认为 67 条为"发汗动经"所致（这应该不错），而 82 条则是由于"头眩，使身体失去平衡"所致。其实，从以上余之论述可知，二者证机一致，因由不二。头眩亦是果，不是因。头眩和"身𬌗动，振振欲擗地"皆因水饮内停、浸经、"荡漾"、逆冲所致。李老似乎跌入句序之陷阱矣。

【真武汤之要义】

@ 剑胆琴心 TCM：昨天讨论《伤寒论》82 条真武汤，问题颇多。问题一，君药是附子还是茯苓？问题二，青龙、白虎、朱雀、玄武各有其色，前三者君药均应其色，玄武当为黑色，可是附子、茯苓均为白色，而得玄武之名，让人费解；问题三，真武汤病机到底是什么？若为阳虚水泛，水气凌心，与前后条文到底有何呼应关系？特请教诸师。2014-9-5 08:57

负克强： ①经方不能以君臣佐使来考量，但有主次之分，真武汤当以附子为主，去附子则全失"真武"之义；②"四瑞"方（青龙汤、白虎汤、朱雀汤、真武汤）取名缘于方位、方（处方）效、四瑞名、四行、四色之应合，非以主药之色；③真武汤证机当为肾阳本虚，汗后又伤，气化乏力致水泛而凌心渍经（经脉）。2014-9-5 12:03

苓桂枣甘汤、苓桂术甘汤、苓桂姜甘汤、苓桂味甘汤四证之病理机转和方义特点

《伤寒论》65条云："发汗后，其人脐下悸者，欲作奔豚，茯苓桂枝甘草大枣汤主之。茯苓桂枝甘草大枣汤方：茯苓半斤，桂枝四两，甘草二两（炙），大枣十五枚。上四味，以甘澜水一斗，先煮茯苓减二升，内诸药，煮取三升，温服一升，日三服。"（注：本方以甘澜水先煮茯苓、后纳诸药者，今古有诸多解释。有言取其轻浮以不助肾邪也，有言以去其水寒之性而不助水邪也，而余最认可李中梓之说："用甘澜水者，取其动而已，理停滞之水也。"茯苓量重并先煎者，意在加强利水排邪之力。）

67条云："伤寒，若吐、若下后，心下逆满，气上冲胸，起则头眩，脉沉紧，发汗则动经，身为振振摇者，茯苓桂枝白术甘草汤主

之。茯苓桂枝白术甘草汤方：茯苓四两，桂枝三两，白术二两，甘草二两（炙）。"

73条云："伤寒汗出而渴者，五苓散主之；不渴者，茯苓甘草汤主之。茯苓甘草汤方：茯苓二两，桂枝二两，生姜三两，甘草一两（炙）。"

《金匮要略·痰饮咳嗽病脉证并治第十二》36条云："青龙汤下已，多唾，口燥，寸脉沉，尺脉微，手足厥逆，气从小腹上冲胸咽，手足痹，其面翕然如醉状，因复下流阴股，小便难，时复冒者，与茯苓桂枝五味甘草汤，治其气冲。茯苓桂枝五味甘草汤方：茯苓四两，桂枝四两，甘草三两（炙），五味子半升。"

上述是苓桂枣甘汤、苓桂术甘汤、苓桂姜甘汤、苓桂味甘汤的来源，此四方均属苓桂剂，都有苓、桂、甘这个方根，皆有温阳（桂枝温阳平冲，配甘草又可辛甘化阳）化饮、平冲降逆之效。四方虽有一味之异，然其证、其机皆有差异，四方之着力点及其赖以发挥功效的配伍结构、各药剂量又有不同。让我们从证机、方义、药物以及方和方、药和药之间的对比一一道来。

1. 苓桂枣甘汤

65条病机为：心火具有下达而镇摄温化肾水、使之不致上泛之功，如误汗或汗不得法伤其心阳，则心火无以下镇温化，以致下焦水停，水气乘心阳之损而欲上逆，则见"其人脐下悸""欲作奔豚"之状，即脐下筑筑然跳动，如小猪将奔之势。治以茯苓桂枝甘草大枣汤者，以茯苓淡渗利水，桂枝温心阳镇冲逆，合茯苓通阳化饮，大枣、炙草培土健中制水。方中两动两静：动者，茯苓、桂枝。茯苓量独重并先煎者，意在加强利水排邪之力，性平味淡而功趋下；其次桂枝四两温心阳、降心火，以下温肾水而平冲降逆。两静者，炙草、大枣。一来甘温培土制水，健中顾胃；二来以防大剂苓、桂降泄化利伤及正气。全方体现了方之性为温，方之功以化利为主，方之势以镇降为主，方之着力点以直趋下焦，亦反映了病证乃阳虚而水邪下生并欲上逆之机转。

2. 苓桂术甘汤

67 条病机为：伤寒误用吐下，伤损脾阳，致使脾运失司，水津不能正常输布，停而为饮。饮停于中，水气上逆，则见心下逆满、气上冲胸；饮邪阻中，清气不升于头以养清窍，浊阴不降于下而反逆上，故有起则头眩之症；脉沉紧者，寒凝水沉之象矣。脾阳伤损，寒饮停中，治当温脾阳化寒饮，仲师以苓桂术甘汤主之。其中桂枝温阳降逆，茯苓利水；一味白术，禀土气最厚，健脾化饮，定位中焦，合于苓、桂，温脾阳、健脾运、化饮邪之力殊胜，此三味主动。一味炙草主静，甘守中土，助脾之功，顾护胃气，又防辛温渗利伤及脾阴。

比较苓桂枣甘汤和苓桂术甘汤其证、其机、其方，方之性功皆以温阳化饮降逆为要，然前者之证已成心阳虚亏而下焦寒水之气急欲上奔之势，故以大剂茯苓（半斤）、桂枝（四两）温降心阳、化水定悸，力沉下焦。由于此二动药势重力宏，故以大枣、炙草二静药，一来甘温培土以制水，二来以防动药伤损正气。此处不用白术者，一来不宜再用动药，二来白术有升动肾气和升发土气之嫌，故脐下悸、或脐上筑者、或吐多者，仲师多不用之（正如见胸满者，仲师多不用芍药）。如除本条外，386条理中丸方后加减云："若脐上筑者，肾气动也，去术，加桂四两；吐多者，去术，加生姜三两。"而《金匮》云"假令瘦人脐下有悸，吐涎沫而癫眩，此水也，五苓散主之"者，一来此有脾元虚损之机，而水饮动于下、逆于中、犯于上，故加术以健脾元，二来以白术配于大队温化利水之剂中，则其自无升动之虞矣。

而苓桂术甘汤证乃脾阳虚损而寒饮停中之候，故仲师以较大量茯苓（四两）、桂枝（三两）合白术（二两）剑指中焦，三味动药温阳运脾化饮；因有白术健中，再以一味静药炙草守土、护正、调停即可矣。

3. 苓桂姜甘汤

再说73条茯苓甘草汤。此条分前后两部分，前者之病机，结合71、72条（发汗已，脉浮数，烦渴者，五苓散主之）来看，乃伤寒汗后伤及太阳经气，致气化不利而水蓄膀胱或三焦，或本体虚之患，外邪循太阳之经径自入腑，致邪与水互结于下焦而气化不畅。本条云汗出者，或本表虚，或汗后表虚；渴者，气化不利，津不上承矣。故治以五苓散通阳化气行水。

133

我们重点看 73 条后者。后者唯云："不渴者，茯苓甘草汤主之。"承淡安于《伤寒论新注·太阳篇》中言："本条仅举出汗出渴与不渴，分别举用两方，实为简略。五苓散衔接上二条而下，因可省文，而茯苓甘草汤不能以'汗出不渴'四字即可指证用此方，其中必有缺文无疑。柯韵伯云'当有心下悸'，诚是。"余意，缺文未必，但定有省文。我们以经文互勘之法来补充。

356 条云："伤寒，厥而心下悸，宜先治水，当服茯苓甘草汤。"此条茯苓甘草汤证，其机转当水停于中，水气上凌于心而心下悸，水阻于中，中阳不达四末而厥。

可互勘之文尚有 127 条："太阳病，小便利者，以饮水多，必心下悸；小便少者，必苦里急也。"此条后者乃五苓散证，而前者正是茯苓甘草汤证——饮水多，必水停胃腑，上凌于心则必心下悸，无关下焦气化，故小便利矣。

结合 356 和 127 条，73 条茯苓甘草汤证当为汗后胃阳被伤，或本中虚之体，寒邪直伤胃阳，致水津敷布不及而停于胃腑耳。可见，73 条前者乃水蓄下焦之证，后者当水停中焦胃腑之候；又可勘知，此处茯苓甘草汤证，除不渴外，其省文当有"小便利""心下悸"等，甚者尚有"厥"耳。至于其"不渴"之机，当为中土阳运最盛，虽水停中焦或胃阳被伤，但其敷布津气之功尚存，故口不渴也。此和太阴病"不渴"之机有相通之处（可参阅拙文"从三阴病的不渴、渴、消渴说开去"）。

茯苓甘草汤又名苓桂姜甘汤。单以结构论，此方为苓桂术甘汤去术加姜而成，亦三动一静之方。其中苓、桂、草之功用似于苓桂术甘汤，唯以生姜之温胃散水，以易白术之健脾化饮。

苓桂术甘汤和苓桂姜甘汤证皆为水停中焦之机，然前者为伤及脾阳或脾阳本虚所致，后者当伤及胃阳或胃阳本虚所致。脾胃皆属中土而一阴一阳互为表里，一主升一主降，不论生理病理皆相互依赖而一荣俱荣、一损俱损。虽然二者亦于病理各有偏重，但如欲分辨水停中焦是因脾阳虚损还是胃阳虚损，在临床上不是一件容易事。不过，二者还是存在一定差别。依据《伤寒》条文结合临床实践而言，水停中焦因于脾阳虚损者，水邪位略偏深，且较弥漫而沉着（如觉整个脘腹部痞满紧张，按之略硬，或心胸结闷，或胸胁支满等），多表现为寒饮阻遏之候（脉沉紧），病势多清气不升、浊气上逆之状（如气上冲胸，起则头眩等）；而水停中焦因于胃阳虚损者，则多表现为水停胃腑之证，水邪局聚，水位较浅而活动度较大（若点按胃脘处则水声漉漉，可听到"振水音"，脉多浮滑或弦滑），病势多以浊气不降、水气凌心且中阳不通四末为主（如干呕、吐水、心悸动、四末不温等）。

仲师于二者之治，分别主以苓桂术甘汤和苓桂姜甘汤，虽皆三动一静，功在中焦，然以一药之异，一以治脾，一以治胃。于苓桂温阳利水基础上，因于脾阳虚损者，加白术崇厚土元、运脾化饮（水湿弥漫沉着者，仲师多加用白术，如苓桂术甘汤、五苓散、甘草

135

附子汤等）；而因于胃阳虚寒者，益生姜辛宣温通、温胃散水（如水饮局限而活动者，仲师多加用生姜，如生姜泻心汤）。因苓桂姜甘汤中加较大量生姜（三两）以温胃散水为主，故温脾阳、利水饮之桂枝、茯苓皆减至二两；炙草亦减量（一两）者，恐其甘腻滞胃矣。由此可知，桂枝偏于温脾，生姜偏于暖胃。

4. 苓桂味甘汤

最后，我们看《金匮要略·痰饮咳嗽病脉证并治第十二》36 条苓桂味甘汤。此条证机为：本支饮咳逆、倚息不得卧之患，且上下素虚之体，服小青龙汤后，因其辛散温燥既复损胸阳肺津，又再伤肾阴元阳（即拔肾根之谓）。因之气化无力，水停于下，而肾根不固，则肾气挟冲脉之气、水浊之气乘虚上逆胸咽。虽服小青龙汤，然肺中水饮尚为着沉，加之肺之气津有伤，故多唾、口燥、寸脉沉；下元虚亏，四末失于温煦，故尺脉微、手足厥逆、手足痹；阴火上冲，复又下流，则有其面翕热如醉状，因复下流阴股之症；肾阳虚损无力化气行水，则小便难；清气不升，而饮气上冲，则时复眩冒。总由下焦阳虚饮停，肾根不固，冲气上逆所致。仲师"与茯苓桂枝五味甘草汤，治其气冲"。

苓桂味甘汤以茯苓（四两）、桂枝（四两）量大而趋下焦温阳化饮，平冲降逆；重用炙草（三两），一来守土顾胃气，二来配于桂枝行辛甘化阳之效；最要者，重用五味子（半升），上敛肺之气津，下纳肾气而固肾根，伍甘草又可酸甘化阴，以复肺肾阴气之伤。

较之苓桂枣甘汤，二证均有下焦水饮逆动之机，二方皆二动二静，其动药茯苓、桂枝量接近，皆力沉下焦温阳化饮、平冲降逆；然苓桂枣甘汤证因于心阳亏损，无力镇化于下而成下焦水邪欲奔之势，此无伤肾根，故以苓、桂温降心阳、化饮镇逆基础上，再以大枣15枚配甘草培土制水即可；苓桂味甘汤证乃因于肾阳虚亏无以化气行水，且肾根不固，肾气挟冲气水气已然上冲所致，故以苓、桂温阳化饮、平冲降逆基础上，重用五味子纳肾气、固肾根，上敛肺气，伍甘草酸甘化阴，以复肺肾阴气之损。由此可知，五味子除敛肺气效佳外，其固摄肾根之功，亦不可小视焉。

从对《伤寒》《金匮》苓桂四方其证其机、其方义其配伍、其用药规律、其剂量把握之探讨及对比研究中完全可以勘知，仲师用方遣药全凭一"机"字——病理机转包括病因、病性、病位、病势，紧扣其"机"，通过单味药及配伍方根、药组之性之功之量之位之势，加减损益，纵横捭阖，以构筑整方之方性、方功、方位、方势，以达到方机对应、疗效卓著之目标。学习经方思想和运用，就要深刻领会仲师如此之精神；当然，这些均需建立在对具体经方经药以及方根方组精准的把握之上，不下工夫不行。

2016-9-1

飞过江湖：曾治多饮冷饮、吹空调后，心悸头眩，走路不稳，咳，自觉胸中有流水声。断冷饮停蓄于胃，用苓甘五味姜辛汤，效佳，不免欣然。现回

顾，虽中病，心中概念仍然不清，实为撒网之俗手。若再治，仍是这几味药，不过是苓桂姜甘汤，因咳加细辛，若喘仍留五味子，若唾加白术。负师此文可谓条理清晰，拨云见月。2016-9-1 02:55

阳光万里123：苓桂枣甘汤对治心阳虚，苓桂术甘汤对治脾阳虚，苓桂姜甘汤对治胃阳虚，苓桂味甘汤对治肺肾阳虚，五苓散对治膀胱阳虚。苓、桂对治水饮之病，下病而上治之法，配以枣、术、姜、味，皆是邪犯何部而随其所治。2016-9-2 08:12

去桂还是去芍

《伤寒论》28 条云："服桂枝汤，或下之，仍头项强痛，翕翕发热，无汗，心下满微痛，小便不利者，桂枝去桂加茯苓白术汤主之。"历代医家对此看法颇不一致。有认为当去芍药者，如清·吴谦《医宗金鉴》曰："去桂当是去芍药。此方去桂，将何以治仍头项强痛、发热无汗之表乎！"有认为当去桂枝者，如徐灵胎曰："头痛发热，桂枝证仍在也，以其无汗，则不宜更用桂枝。"

去桂还是去芍？窃以为，当去桂。

此条的"机关"在于"无汗，心下满微痛，小便不利"，分明是误治伤脾、水停于中、内外失交、内痹外亦闭之证。"头项强痛、翕翕发热"者，太阳闭而郁热也。外闭无汗非桂所宜，故去桂；以姜、枣、草护中；加苓、术健脾利水，水去内痹开，气机转旋，则外闭亦畅；留芍者，和营以防利水伤阴矣。2015-7-2 16:04

中医刘建松：我亦赞成"去桂"，此汤证为"服桂枝汤或下之"之后"无汗……"，已非"卫虚"，故去桂枝。其他朋友如何看？2015-7-2 17:02

扶阳经方徐老：刘渡舟老先生赞成去桂，胡希恕老先生赞成不去桂，而弱桂。2015-7-2 17:59

有琴舒歌：@ 贠克强 老师已阐发无余，说点题外话。①对于多个版本都无出入的条文，不去考察其含义，而改变方剂组成以强解，是种很不严肃的做法。②这个条文如果放到结胸之前，可能就更好理解，可以看成是小结胸证未化热的阶段。小陷胸汤可作为痰热治方，本方即可作为痰湿的治方。2015-7-2 18:02

贠克强：非常赞同。如把"痰湿"改为"水湿"，或许恰当些，因为小便不利，水湿淤的几率大点。2015-7-2 18:14

《金匮》妇人杂病篇中"旋覆花汤"系错简

《金匮·妇人杂病脉证并治第二十二》云："寸口脉弦而大，弦则为减，大则为芤，减则为寒，芤则为虚，虚寒相搏，此名为革，妇人则半产漏下，旋覆花汤主之。"此叙证之言，同于前血痹虚劳篇和血病篇所述，唯缺"男子则亡血失精"。虚劳气陷不摄，桂枝加龙牡汤正其所主，岂旋覆花汤通下所宜？此方错简无疑耳。2014-10-9 00:25

白虎加桂枝汤

白虎加桂枝汤，乃内清外通或清局部通整体、适宜内热外闭或郁热闭阻机体不畅的佳剂，有麻杏石甘之妙构。2013-9-23 11:11

妇科良方——当归芍药散

一女，经后下肢肿胀，尤以下午为甚，舌暗苔腻，脉寸关略滑、尺略弦紧。此当为经后血虚而流缓，血滞而水生。下午，阳敛而运减，故肿益甚；下肢肿者，水湿重着下注矣。治以经方当归芍药散原方，患者反馈，服一顿，肿大减；服一剂，肿遂消。仲师当归芍药散，三血药，三水药。三血药者，养血活血；三水药者，健脾利水。妇科病常血水（湿、饮）相关，血不利则为水，水不流则滞血，而当归芍药散可谓是"血水病"的基础方。此方于妇人还能塑身美容。有言，逍遥散乃妇科圣药，余言此亦是焉。2014-2-26 00:15

妇科第一方

《素问·腹中论》载有当下中医文献中最早的妇科方，故为妇科第一方，此即"以四乌鲗骨，一蔍茹，二物并合之，丸以雀卵，大如小豆，以五丸为后饭，饮以鲍鱼汁，利肠中及伤肝也"。所治"病名血枯，此得之年少时，有所大脱血。若醉入房中，气竭伤肝，故月事衰少不来也"。

血枯者，即精血枯竭，月经衰少或闭止不来之病。其成因，或由青少年时有所大脱血，如吐、衄、崩、漏，失血过多，或因醉后行房，肾精尽泄，肝气大伤。肝主藏血，肾主藏精，女子经信乃肝肾共主。血亡精竭气耗，肝肾俱伤，以致经血无以化生而"月事衰少不来也"。治疗可用乌鲗骨四分，蔍茹一分，二药研末混合，以麻雀卵和丸，如小豆大。每次饭前服五丸，鲍鱼汤送下。

乌鲗骨，即乌贼骨，又名海螵蛸，气味咸温下行，主女子赤白漏下及血枯经闭。蘆茹，即茜草，气味甘寒，能止血治崩，又能和血通经。相对而言，此二味一温一寒、一摄一通、收而不滞、活而不滥。麻雀卵，气味甘温，能补益精血，主男子阳痿不举及女子带下，便溺不利。鲍鱼，气味辛温，能通血脉、益气阴，煮汁服之能同诸药通女子血闭。故本方具有补养精血，强壮肝肾，活血通经的作用。四味药养中有通，通中有摄，相反相成，治血枯精亏诸证甚妙。2014-3-20 23:14

负克强：乌鲗骨即乌贼骨，又名海螵蛸，气味咸温，于经带精血能散能敛，能通能涩；蘆茹即茜草，甘寒，活血止血。二者皆有双相之功，合而则调和血脉。雀卵、鲍鱼甘温，血肉有情之品，补益肝肾精血，荣养冲任，故四物合而疗妇人血枯经闭之证矣。2014-3-20 23:37

热爱才忧郁：蒲辅周先生师其法而不泥其方，取海螵蛸、茜草的去瘀生新，另配伍地黄、当归、阿胶、川断、杜仲取代鸟卵、鲍鱼的补益精血，治愈崩漏的经验，为本方活用的典范。本案患者54岁，下血4月余，已成血崩，故急用归地、阿胶养荣滋阴，杜仲、川断调复冲任，妙在不去止血唯补血，而以黑姜引血归经，补中有收。蒲辅周先生强调以海螵蛸、茜草去瘀生新，是应古人"气以通为补，血以和为补"的宗旨。中医人不可不察，知其然，还要知其所以然。2014-3-21 19:41

炙甘草汤的"隐秘"

①如果炙甘草汤不用一半的清酒煎熬，那么，一斤生地、四两炙甘草、三十枚大枣，还有阿胶、麦冬等这些大滋大腻之品，就不是区区生姜、桂枝各三两所能化开，"脉结代、心动悸"将更甚矣；②麻仁之用，乃将及两千年前先贤高超智慧之展现，一来此证时有便秘之候，二来此证最怕便秘。我总怀疑叶天士"子"药利气润络之法，取法于此方麻仁之用。2014-4-23 17:24

四逆汤的真谛

四逆汤者，首以炙草，此仲师甘温"守中而治""保土以救"之大法耳；次以生附子力峻效速、走而不守以温肾回阳，破阴救逆；再以干姜力健效稳、守而不走以温中煨土、助附纳阳。一首四逆汤实体现了仲师肾脾同救、"土中回阳"之思想。此正如自然生态以土为基，即使有阳光、空气、水源，但若土地贫瘠而不能摄纳，则亦无良好生态可言。救阳扶阳之学派，如能以此为发端，则思过半矣！2016-1-13 18:17

中医刘建松："万病土为本"，仲师的桂枝汤等诸方皆是以脾胃为本（胃气）和阴阳自和为"最高目标"。现在什么"百病从肝治"等新奇的理论创造者是否应该多看看《伤寒杂病论》和多悟一点大自然的现象。2016–1–19 09:50

大理中医徐凤新：甘草在四逆汤中是否为主药，争议很大。但甘草在伤寒诸方中，绝非仅为祛药性之毒、调药性之偏的配角而异。1–14 08:54

五苓散和水液的重新敷布

与其说五苓散对水液代谢有促进作用，不如说五苓散对水液代谢有重新敷布之效果。水液停于上而下不达者，蓄于下而上乏津者，结于内而外不畅者，泛于外而内不通者，如此诸般，只要是阳虚或阳郁而气化不力不及所致者，皆可以五苓散强气化、行水津、重敷布，使水液代谢回归正轨矣。2014–7–12 00:09

Saw 斯基：前晚即和 @ 再见张仲景 说到"重新分布"的问题，对人体气化过程有深刻理解，才能归纳出这一结论，否则仍然是归纳出"促进代谢"，孰不知"重新分布"已包含了"促进代谢"，后者只是前者的一个"非空真

子集"，唯慧者如贠师得之。2014-7-12 00:25

Saw 斯基：与 @ **再见张仲景**聊，其人大便干结，自汗出，恶风，脉缓，舌淡苔白有齿印，用桂枝汤加肉苁蓉、当归，汗止便畅，全在于将异常的水液代谢，扭转为正常状态。因其自汗，故水液分布于肠道的少了，桂枝汤止汗，则津液自还；又以其病久，夺汗者无血，加苁蓉、当归养血润肠，故能痊愈，全在调节分布耳。2014-7-12 13:33

Saw 斯基：对于水液代谢分布相对于正常状态为"太过"的"输出口"，其作用为"抑制代谢"；对于分布相对于正常状态为"不及"的"输出口"，其作用为"促进代谢"。所以，"促进代谢"只是"重新分布"的"非空真子集"。2014-7-12 00:46

【劫胃水】同事，空腹或夜间则觉胃脘"水波鼓荡"，难受异常，头晕，疲乏嗜睡，健忘，不欲食饮，便溏，小便不利，舌淡齿痕，苔薄白腻，脉滑躁。此乃热渴之体狂饮而致水饮停胃之证。议"劫胃水"法，以五苓散合升阳益胃汤化裁治之，其中苓、术、泽、猪皆30g。言服后胃中温和，服 3 剂而各症减，继予原方 10 剂以服；三诊时，自诉各症已基本消失。

水饮停胃证亦谓水痞证，此段时期临床多见，多跟暑期热渴之体狂饮、胃燥乏不及化运有关，此患便是其中典型，录之以使博友引以为戒耳。2014-6-25 18:00

麻黄附子细辛汤和大黄附子细辛汤

寒实于上，麻黄附子细辛汤宜之；寒实于下，大黄附子细辛汤宜之。同为寒实之证，然前者寒"凝"无形于上，故附子、细辛之温化辛通，如无麻黄辛宣温散于上，则不可全其功；后者寒"结"有形于下，故附子、细辛之温寒辛散，但缺大黄苦降泄结于下，则不能毕其役。仲师之方精严若此。2014-7-20 00:27

耕夫 M：请教老师，如果既有寒凝于上，又有寒结于下，该怎么办呢？
2014-7-21 09:09

贠克强：麻黄、大黄共用。2014-7-21 09:32

耕夫 M：我也有此想法，但观仲景之方，并无麻黄、大黄共用，有些疑惑。先生对这事怎么看？2014-7-21 09:56

潜龙 sunshine：回复 @ **耕夫 M**：贠老师给我开的药就是麻黄、大黄共用，效果很好。2014-7-21 10:26

贠克强：回复 @ **耕夫 M**：按仲景的思想精神走，如有麻黄、大黄同用之证，即可用之，唯须掌握好剂量和配伍关系，以免伤及阴阳。2014-7-21 15:54

老庄 __：麻黄附子细辛汤引寒外出，多新得伤寒，全身病证；大黄附子细辛汤则久病，有时还通因通用。2014-7-20 09:00

Saw 斯基：湿热一症，从三焦求之。上焦如雾，故尔宣肃；下焦如渎，是以泄利。中焦如沤，沤者，清浊相得，必辛以开之，俾清者从上焦，如雾露之宣发，清阳出上窍也；苦以降之，使浊者从下焦，如决渎之走泄，浊阴出下窍，令湿处热外，热孤湿下，有以分消矣。要之，叶氏之谓杏、朴、苓，非曰三物，三法而已。2014-7-20 09:22

干姜温清，吴萸降浊

《金匮要略·肺痿肺痈咳嗽上气病脉证并治》云："肺痿吐涎沫而不咳者……必遗尿……必眩……甘草干姜汤以温之。"此肺冷不布，清饮阻上，亦不制下，故以干姜暖脏消清饮。《伤寒论·辨厥阴病脉证并治》云："干呕、吐涎沫、头痛者，吴茱萸汤主之。"此肝胃虚寒，浊阴上干，清阳不升，故以吴萸温脏降浊阴。因寒而生，清饮宜干姜，浊阴宜吴萸。2014-8-2 01:05

我对仲师五"泻心汤"的理解和运用

1. 总论

（1）"痞"的意义渊源和"痞证"的核心病机

五"泻心汤"为《伤寒论》"太阳病篇"中声名响当当的经方，

乃仲师为伤寒汗下后见"心下痞"而设。"痞证"在《伤寒论》中多指"虚痞"而言，而这里的"虚"和"八纲"中的"虚实"之"虚"意义不同，是针对痞证的病理因素是无形邪气而言。因此，在这个意义上，仲师有意明确了和结胸证在本质上的区别，结胸证的病理因素则是有形的邪浊痰水结滞，按之硬实而痛。

《伤寒论》151条云："脉浮而紧，而复下之，紧反入里，则作痞，按之自濡，但气痞耳。""按之自濡，但气痞耳"正点明了痞证这个"虚软无形"的病理特点。

"痞证"的命名，其渊源和《易经》中的"否卦"很有关联。否卦的意义主要是天气不降、地气不升，因而天地不交；而"痞证"的病机，则是邪正之气郁结于中焦脾胃这个升降的枢纽，导致清气不升、浊气不降，而无形之气郁遏。这跟否卦的意义相似，因而在"否"字（就是"否卦"的"否"）的外面加了病框，而名之为"痞证"。

（2）痞证的广义化

根据"痞"的精神实质，我个人在学术和临床上把"痞证"进行了泛化处理，就是无论临床有没有脘痞的证候反应，只要是"邪正之气郁结于中焦脾胃，导致清气不升、浊气不降，而无形之气郁遏"之证，我皆归之于"痞证"病机的范畴。

临床上，西医角度上整个消化系统疾患如合乎此类病机证机者，以泻心汤类为基础方治疗，效果是肯定的。

（3）五个"泻心汤"

按照《伤寒论》条文次序，五"泻心汤"分别为：半夏泻心汤、大黄黄连泻心汤、附子泻心汤、生姜泻心汤和甘草泻心汤。研磨经文可知，五泻心汤的方证实质就是个"心下痞"。然五"泻心汤"所治之"痞"，其方证各不相同。

看过许多医家对五"泻心汤"方证及其运用的鉴别解读，各有千秋，但觉得在某些地方还是不明朗，没有留下较鲜明、深刻的印象。窃以为，主要的原因是其解读没有贴近临床、结合临床，总是在经文字句和"以方测证"中打转转。我个人在临床运用泻心汤类尤其是半夏泻心汤也较多，逐渐有点体会，就先重点谈谈半夏泻心汤。

2. 半夏泻心汤

（1）半夏泻心汤方证的证机以及半夏泻心汤方义

半夏泻心汤见于149条，云："伤寒五六日，呕而发热者，柴胡汤证具，而以他药下之，柴胡证仍在者，复与柴胡汤。此虽已下之，不为逆，必蒸蒸而振，却发热汗出而解。若心下满而硬痛者，此为结胸也，大陷胸汤主之。但满而不痛者，此为痞，柴胡不中与之，宜半夏泻心汤。"

可见，半夏泻心汤实由小柴胡汤演变而来，其证由小柴胡汤证误下所致，病位由上转下，症由胸胁痞满转为心下痞。古今医家多以半夏泻心汤证为寒热互结、虚实兼夹之证，窃以为此仅"以方测证"之结果。细考 149 条文，则知此非仲师本意。仲师只言"但满而不痛者，此为痞"，哪里就能看出个"寒热虚实"来？

结合整段条文考察，半夏泻心汤证实乃柴胡证误下后邪气内入与正气搏结于心下胃脘所致而寒热虚实不显之痞证。那么，仲师为何还施以辛开苦降、温清补泄之剂？其实，这正是仲师惯用"对立统一"治疗观的体现。所谓对立统一，就是相反相成、相激相荡而达到统一的效果。

由于邪正郁结而寒热虚实不显，故仲师即施以寒热、补泄、开降、动守等多维方向上的"对立"之"药能"而达到"统一"之"方能"，即以对立方向之力"分化瓦解"邪正郁结。半夏泻心汤辛开苦降、热温寒清、甘温守补、辛苦泄动，平和中正，痞散而不伤正，故和小柴胡汤一样属于"和方"系列。

方中由于半夏既开又降、双向分化、开痞化结力强而为主药，而半夏、黄连、黄芩、干姜辛苦寒热共为主要药组，突出了此方以开、泄、动为主要功效，而人参、大枣、甘草为甘温守土之品，则界限了此方主治中焦的功能定位（这里说一句题外话，我个人并不认同经方的组成结构一定就是君臣佐使，但认为存在主次之分）。

有医者因半夏为其主药，而认定半夏泻心汤证必有呕吐之症，乃典型的脱离临床而"望文生义"之举。其实只要心下脘腹痞满而寒热虚实不显或寒热互结、虚实兼夹之证，有无呕吐，皆可施投半夏泻心汤，效果可靠。正因如此，仲师以半夏泻心汤为生姜、甘草二"泻心汤"之主心骨，而于临床运用最为广泛。

（2）半夏泻心汤的临床运用

我个人在临床上以半夏泻心汤运用最多，几乎绝大部分消化道疾患如胃动力不足、各类慢性胃炎、胃溃疡、反流性食道炎、肝胆性胃病、胃肠神经功能紊乱症，甚而上消化道癌瘤的保守治疗，只要是以邪正搏结于中焦脾胃、气机郁遏、升降失司为中心病理机转，而无大实大结、结胸的承气之证，我多以半夏泻心汤合方或加减施治。

①根据痞证邪正虚实比重，运用半夏泻心汤的三种基本情况

如果是脘胀痞满、时轻时重、按之柔软不痛、食纳较可、略有乏力、大便较涩、小便利、舌淡苔薄白、脉略弦或濡中略弦，则为寒热虚实比重不显的痞证，即以半夏泻心汤原方治疗。我一般用量是这样的：法夏 12g，黄芩 9g，黄连 4g，干姜 9g，党参 10g，大枣 10g，炙甘草 10g。

如果是脘痞而偏湿热者，表现为口臭、口干苦、或呃逆声响亮、食量大或纳呆、便干或便溏味臭、舌暗红、苔黄腻或白腻泛黄、脉多弦滑或滑数者，则需加大法夏、黄芩、黄连的剂量（一般我用法夏 15～20g，黄芩 12g，黄连 9g）；或再合升降散，以加强辛开苦降化湿热的力量，再适当减量或者适当减去其他辛温甘温守中之品，如大枣，但绝不能减去干姜，不然就失去了寒温之间相反相成的动能。

如果是脘痞而偏中气虚者，兼见隐痛喜按、乏力、自汗、干

呕、呃声低、纳呆、心烦或嗜睡、或下利、舌暗、苔白腻或黄腻而干、脉濡缓或略兼弦滑。这样的证候多见于素体脾胃虚弱或脘痞之证而病程较长者，则需加大甘温中药如炙甘草、党参、大枣（可以各15g）、干姜（10g）的剂量，减少辛开苦寒药法夏、芩（各9g）、连（可4g）的量，还可以加生黄芪15～30g。这个方子中就含有后面我们要谈到的甘草泻心汤的方义在里头。

②半夏泻心汤化合加减治疗消化道疾患

下面这些关于半夏泻心汤合化加减运用，应该都是在上面三种基本情况的基础之上。

如脘痞兼胃络血瘀之证，见脘痛、痛处不移或痛如针刺、略有拒按、舌下脉络瘀滞者，可以半夏泻心汤合失笑散或加五灵脂（五灵脂和方中的党参是一对相畏之药，可起到相反相成、相激相荡的作用），或加乳香、没药（乳香、没药对病灶局部的充血水肿有很好的帮助），以活血通络；如痛偏于胁下，则是兼有肝之气血瘀滞，可加金铃子散就是元胡、川楝子，如有瘀血之痛而湿热偏盛，见舌红苔黄腻厚者，则可加败酱草、红藤各15～30g，细辛3g。败酱草、红藤清热利湿活血，加细辛少量，可相反相成，效果更为彻底。

如脘痞兼胃脘秽浊积滞而见舌暗苔厚腻积腐者，则可加藿香、佩兰、荷叶、木瓜等，但前三味香清质轻之药量不宜大，5～10g足矣；木瓜化浊通络，用15g。如脘痞按之较为硬实但无下利者，可以合枳术汤治疗。

如脘痞兼胁肋胀满，或者痞满跟情绪关系密切者，则可合四逆散；如兼烧心泛酸、胸闷不舒则多见于反流性食管炎，可合左金丸或苏叶，再加煅瓦楞、乌贼骨、贝母等。需要强调的是，吴萸或苏叶量皆不宜大，3g足矣。

还有脘痞之证多兼痰气交阻的梅核气，当合半夏厚朴汤，但需再加一味夏枯草或者浙贝，则效果更好。

如脘痞兼胸胁结闷不畅，则可合施今墨先生的调气饮。这个方子由薤白、枳壳或枳实、桔梗、杏仁四味药组成，对立统一，有左升右降、纵横开通之功，通阳开郁散结效佳，结构非常精炼，且燥润合度，非常适合于胸脘气机郁结之证，如再加一味大腹皮，就可以开通腹部的气机郁滞。

如脘痞兼胃之气阴伤损，见乏力、干呕、口干引饮、舌红苔干、皮肤干燥，则合麦门冬汤。但需要指出的是，以胃阴虚为主的脘痞证，如一些萎缩性胃炎，并不适合于以半夏泻心汤来治疗，多以沙参麦冬汤再加一些运脾和胃、流通气机而相对不耗阴的药物，如少量的柴胡、葛根以及杏仁、木瓜、佛手、香橼、鸡内金、谷麦芽、荷叶边、炙杷叶等，还可以加上苏叶、乌梅这个药对，达到酸养辛通的效果。

还有一些萎缩性胃炎属于脘痞者，证机是以脾阴虚为主，亦非半夏泻心汤所宜，应以麦门冬汤再加上一些养脾阴又助运化的药物，如炒扁豆、山药、饴糖、葛根、芡实、柏仁等，当然还要加一些适当升降流通的药物。

对于上消化道癌瘤如食道癌、贲门癌的保守治疗，如见呃逆、纳呆，或食饮噎塞不畅、胸骨后结闷不舒、口干便燥、体瘦乏力、舌暗红瘀点瘀斑、苔干、脉细涩或弦躁失柔，此已是胸脘癥瘕而胃阴渐枯之机，这样的患者有者已是手术后又经过放化疗了，有者是由于年老体衰或发现较晚而未经手术放化疗的。不管怎样，此时破癥攻瘕、解毒化浊之法绝非适宜，而应以旁开气机、护胃气、养胃阴以延"生生之机""生生之气"为要，我常以半夏泻心汤合《医学心悟》中的启膈散化裁治疗。启膈散由沙参、丹参、川贝、郁金、茯苓、砂仁壳、荷蒂、米糠组成，有养胃润燥、行气化瘀、消痰开结并通噎开关、启发生机之效。

运用启膈散，我一般以玄参代沙参，加牡蛎，因为玄参咸寒，合贝母、牡蛎成消瘰丸之义，软坚散结化痰；米糠这里用的是杵头糠，和当下的机器糠大相径庭。杵头糠是千锤百捣所得，有开养胃气、启发生机的功效，当然现在不易得到，窃以为可以拿糜子米、谷芽、鸡内金合而代之。谷米较燥，没有糜子米的清润养胃；谷芽消食又启发胃气；鸡内金以胃养胃，还能消磨胃内积聚。荷蒂升清和胃通络。

这样的治疗在一定程度上可减缓晚期消化道癌瘤及放化疗所引发的症状，减轻痛苦，提高生活质量，但在癌瘤后期是否可以延缓生命，个人感觉好像作用不大。在这里特意探讨交流，就是想给大家提供一个治疗思路。至于在癌变较早期的治疗效果怎样，我个人经验不多。

说到这里，还要赘言两句这个"旁开气机"的话题。

旁开气机，中医学里没有这样的概念。我受到承气汤证中有一个病机就是"热结旁流"的启发，而提出针对癥瘕癌瘤的一种治疗思路。就是不以消除癌瘤为目的，而是从癥瘕癌瘤旁侧扩开一线气机的通路，给予相关脏腑或组织相对的或者低水平的气血供应，以及病理状态下低水平的局部动态平衡，以达到减缓症状、减轻痛苦、提高生活质量，而使患者带瘤生存的治疗目的。

其实，一些有功力的中医师在治疗癌瘤时，一定程度上可以说"有意无意"达到了这个效果，只是没有明确提出这个概念而已。从中医角度上的"旁开气机"和西医意义上"侧支循环"，听起来相似，但本质是有区别的，"旁开气机"以功能态而言，而"侧支循环"以结构态而言。

③半夏泻心汤治疗失眠不寐

半夏泻心汤治疗不寐的机理，除了可以直接解决胃痞郁热上扰心神，也就是"胃不和则卧不安"的问题外，还有一个重要机理就是半夏泻心汤可以降伏心火，因为方中半夏、黄连就是一对很好的伏心火、安心神的药对。

那么，把心火伏到什么地方去了？伏到土里去了。因为半夏泻心汤中还有一组甘温守中的药组。所以，半夏泻心汤原方可以直接治疗土虚而不伏火的失眠不寐。这个失眠有两方面的表现，一个就是中焦土气虚耗的表现，一个就是心火躁扰的表现，这当然和心脾两虚的归脾汤证又有不同。

大家知道，失眠不寐的核心病机一般是阳不入阴，具体多见于心肾不交、水火失济，但心肾相交一定要经过中焦土位这个枢纽。如果土位由于升降失司而郁滞板结，就势必影响到心肾相交，进而导致失眠。而半夏泻心汤正好可以通过自身辛开苦降化痞之功疏松中焦土气郁结，这就打通了水火交通之枢纽。

如果失眠不寐既有中焦郁痞的一面，又有心肾不交的一面，心肾不交如表现为肾水亏、心火旺者，就可以半夏泻心汤合黄连阿胶汤来治疗；如兼临晨3～5点醒后不易入睡者，则多肺肾阴虚，可以半夏泻心汤和百合地黄汤治疗；如心火旺、肾阳虚，就可以合交泰丸治疗。还有如土郁木旺、肝胃不和、魂不守舍导致的失眠不寐，表现为既有脾胃郁热的一面，又有肝火躁扰的一面，就可以加夏枯草治疗，其中就含有"二夏"这个药对。

半夏、夏枯草这个药对，一味夏至而生，一味夏至而枯，《医学秘旨》曰："盖半夏得阴而生，夏枯草得阳而长，是阴阳配合之妙也。"二味合化以交通阴阳而安神，在古今医界已经形成共识。我个人认为，更适合于各类实性而非虚亏的失眠不寐。如为脾胃郁热加之肝阴不足而肝火亢旺的表现，就可以再合酸枣仁汤治疗。

总之，半夏泻心汤这样合化加减运用于以痞证为基础病理的治疗，首先需要达到以中焦脾胃为中枢而旁及四维的动态平衡状态，最终还须放眼于全身一定程度的"一气周流"这个健康或相对健康的状态。

3. 大黄黄连泻心汤

154条云："心下痞，按之濡，其脉关上浮者，大黄黄连泻心汤主之。"

此方由大黄、黄连、黄芩三黄组成（关于此方有无黄芩，是有争议的。宋臣林亿于方后加按语，言从附子泻心汤中可知此方恐有黄芩，《千金翼方》亦注云："此方本有黄芩。"然《金匮》中另有三黄组成之泻心汤，其主治"心气不足，吐血，衄血"，其用法亦有别，为煎服。斟酌之下，大黄黄连泻心汤似以无黄芩为确）。从药物组成看，就可知所治就是个"热气痞"或"热痞"，就是邪气入里或内生，和正气搏郁于心下胃脘，并郁而化热所致。但这个"热"为无形之热，非有形之实，所以"按之濡"，而"其脉关上浮"者，乃中焦郁热外突的脉候表现。

三黄泻心汤如煎汤服用，因其皆为苦寒厚重之品，多用于胃热胃火炽盛所致脘胀胃疼、齿衄、口疮、口臭、胃出血、大便秘结等症。

但大家于临床或许遇到过这样的情况，就是患者明摆着是湿热郁结中焦所致的脘痞胀满之证，舌红苔黄，脉浮滑或弦滑，以关为甚，然患者食饮凉物则脘痞尤甚，如煎服这个三黄泻心汤，则患者往往由痞转痛。这应该是对证的治疗，那为什么会出现这种情况呢？因为以纯寒攻纯热，则两相格拒，寒不入热，反而紧束于热痞之外，冰伏气机，则郁结由虚松遂转为紧实，而痛遂由作矣。

其实，仲圣早就考虑到这一层。因为既是单纯的热气虚痞之证，又为了避免寒热格拒，《伤寒论》中即以麻沸汤（沸腾的开水）浸渍，再去滓服用，以取三黄清凉清轻之气，薄其寒凝重浊之味，以清中焦郁热之虚痞。

这就是仲师方药运用的精妙技巧。但在当下临床中，医者和患者使用此法较少。我个人为了克服这一点，即以"对立统一思想"为指导，常于三黄中加附子或生姜、干姜、细辛这类辛温之品少许，一般1～3g，不但克服了药病格拒或冰伏气机这样的副作用，而且方剂中的药能相激相荡、相反相成，效果发挥既快捷，祛邪又彻底。

但这里的三黄加少许附子，跟下面我们要谈的附子泻心汤的方义是有区别的。

4. 附子泻心汤

155 条云："心下痞，而复恶寒汗出者，附子泻心汤主之。"

此条其实是紧跟 154 条演变而来，在上条热痞证基础上又增恶寒汗出之症，说明内有热痞之证，而外有阳虚摄卫不足之候，故在大黄黄连泻心汤基础上加了炮附子一枚，以温阳强卫固摄。

这里的煎服法也有特点。由于热气虚痞这个内证没有变，所以三黄还是麻沸汤浸渍；但附子别煮取汁，取其味厚之气，以利于潜入太阳之经温阳摄卫。

附子泻心汤乃仲师为内有热痞于心下,外有阳虚、温卫敛卫不足而恶寒汗出之证所创设。

就我个人临床而言,这样的典型病证较少,而最多见者当为内有热痞、外而时时怕冷之证。患者多觉胃脘痞塞胀满、呃逆烧心,但又怕冷常着厚衣,口干而不多饮,便干溲黄,舌红苔黄腻,脉沉滑或滑紧。此证机当湿热阻滞,脾胃升降失司,中枢郁遏,内外阳气不通而卫外无力所致。此时我常以三黄泻心汤加生黄芪15g,生姜9g施治。生黄芪走而不守,于此走表强卫、利湿通阳;生姜辛温通阳、降逆止呃,又和三黄相反相成,激荡湿热,效果满意。此外,临床还常见一种证候,就是除中焦热痞的症状外,尚有心烦、潮热汗出、汗出热消、循环往复以午后或晚间为甚这样的表现,这个机理应该是郁热逼津、汗出热泄、移时又热而循环往复不止。这时,我常以三黄泻心汤合升降散,或栀子豉汤,或六一散,或加柴胡、葛根分消走泄、除痞散热。

再看生姜、甘草二"泻心汤"。这两个"泻心汤"方和证则是在半夏泻心汤方证基础上建立起来的。

5. 生姜泻心汤

157条云:"伤寒汗出,解之后,胃中不和,心下痞硬,干噫食臭,胁下有水气,腹中雷鸣,下利者,生姜泻心汤主之。"

观生姜泻心汤证,除"胃中不和,心下痞硬"和半夏泻心汤证有共性外,尚有"干噫食臭,胁下有水气,腹中雷鸣下利"等症。

159

那么，怎么和半夏泻心汤证区别呢？

窃以为，抓住一条要点就足够了，即在半夏泻心汤证机基础上再加一个"胁下有水气"，就是生姜泻心汤证。这点明了伤寒表证消解以后，在胃脘虚痞基础上，由于中枢运化不畅而又添加水气流窜于胃肠道之症。其他如干噫食臭、腹鸣下利等则皆是"胁下有水气"的互见之候。胃痞进而影响到消食化津之功，则食腐不化、水气潴留、正邪激荡、上逆下攻，而干噫食臭、腹鸣下利之症自见矣。结合临床，此处"胁下"比较宽泛，多指胁下及腹部胃肠道部位。

生姜泻心汤为半夏泻心汤减干姜至一两，再加生姜四两而成。生姜、半夏、黄芩、黄连则为生姜泻心汤的主要药组。生姜辛温通阳，走散活利，内化水气，外散风寒，表明此方在辛苦开痞基础上加强了驱化水气之功，此正是仲师之本意所在。

在临床上，如患者除半夏泻心汤证之"心下痞"外，见到胃肠道尚有水鸣音或震水音，按痞处略有硬实之感，或有呃逆，或有下利，舌淡苔白滑，脉弦或紧或滑，我即施以生姜泻心汤，或者再加炒白术、茯苓治疗。生姜 20～30g，干姜 10g，法夏 15g，炒白术 15g，茯苓 30g。此时如因阳气内外不通而患者尚有恶寒、身紧之症，则生姜泻心汤更为适合。

6. 甘草泻心汤

158 条云："伤寒中风，医反下之，其人下利日数十行，谷不化，腹中雷鸣，心下痞硬而满，干呕，心烦不得安。医见心下痞，谓病不尽，复下之，其痞益甚。此非结热，但以胃中虚，客气上逆，故使硬也，甘草泻心汤主之。"

可见，甘草泻心汤证更为复杂，有些证候也加重了，如"下利日数十行""谷不化""干呕""心下痞硬而满"等。而在如何区别于"半夏""生姜"二泻心汤之方证上，医者、学者又多在经文字句上亦步亦趋，没有掌握鲜明的鉴别要点。

窃以为，在证候上抓住较之"生姜泻心汤证"多出来的一条"干呕、心烦不得安"，病理机转上抓住一个"胃中虚"就够了。

"干呕、心烦不得安"的出现，表明此方证并非是虚实不显了，而是除"心下痞硬而满"外，脾胃之气已受伤损而见虚亏之象。因为中气虚亏、斡旋无力则痞结愈加紧实，故见"心下痞硬而满"（但和痰水实结之硬还是有较大差异）；中气虚亏，清气无以升，浊气反逆上，则定为干呕、心烦不得安。这便是此证区别于半夏、生姜二"泻心汤"方证的要点所在。其他如"下利日数十行""谷不化""腹中雷鸣"等则皆是中虚不固、化谷无力、升降失司、气流不畅在生姜泻心汤证已有之候上加重了而已。

甘草泻心汤为半夏泻心汤中炙甘草由三两加至四两而成，表明仲师在辛苦开痞基础上加强了甘温补中的力量，方中半夏、黄连、黄芩、干姜这个药组和炙甘草、人参、大枣之药组已无主次之分了。

临床上，如心下痞结又见中焦气阴明显虚亏，而见疲乏、心烦、干呕、口干、饮不解渴或有下利完谷，舌淡红苔干少津，脉濡细涩者，即可投以甘草泻心汤来治疗。其实上次交流半夏泻心汤的时候，已经说到这个用法了。一句话，半夏泻心汤证如果中焦虚亏明显偏重的话，就是甘草泻心汤证。

此外，根据仲师《金匮》中以甘草泻心汤治狐惑之证，临床除治白塞病外，还可加减化裁用于顽固性口疮、咽喉肿痛或疮烂、传染性红眼病，以及男性阴囊、男女生殖器、肛门等部位疮烂溃疡和皮肤疮疡等非阴虚火旺之证者。

如临床上遇到这样的情况，余常以生甘草代炙甘草，使甘草由甘温养中转为甘凉解毒，效果确实更佳。另外，我常根据具体证机，或合升降散（气分热重而升降不畅者），或合六一散（气分湿重而气化不利者），或合四妙散（湿热注于下焦或下肢者），或合赤小豆当归散（病及厥阴之经如传染性红眼病及男性阴囊、男女生殖器、肛门等部位疮烂溃疡者，有无酿脓皆可合入）。

至于甘草泻心汤和狐惑病之间的内在联系是什么？这个恐怕不是寒热虚实等所能解释明白，可能这些疾病的核心病机是升降失司、清浊相干、郁腐化热、虫毒由生，符合"由痞而腐"的机理。因为寒热郁痞之处，必然产生腐烂腐化，腐烂腐化之则必然滋生虫毒之患，而甘草泻心汤正可谓疏化寒热郁痞、清除腐败虫毒的对机之方。这应该是甘草泻心汤和狐惑病之间的内在联系所在。2014-9-21 23:48

秋缠：以前读书的时候，对"胁下有水气"之"胁下"位于哪里不定。今见您讲是胁下、腹部（胃肠道部位），有道理。2014-9-22 11:40

【半夏泻心汤案】老妪，胃脘痞重、稍食尤甚，食后呃逆恶心两月。咽干，不欲饮，舌淡胖大有齿痕、苔白腻，舌前心有苔黑腻积腐，脉弦紧。乃气滞湿裹，寒热比重不显之胃痞。舌前心有苔黑腻积腐者，乃胃脘水湿久郁而成腐秽也。以六经辨，当少阳阳明并病，疏以半夏泻心汤合小柴胡汤化裁：法夏、黄芩、黄连、柴胡、菖蒲、防风、干姜、枇杷叶、木瓜、枳实、茯苓、炙草。服5剂各症均大减，黑苔消；再予加减服10剂，症消。2014-9-30 16:05

笙笙bingo：枇杷叶、木瓜是叶天士之法吧？老师。2014-9-30 20:57

贠克强：对的。2014-10-1 17:07

【生姜泻心汤案】中年男，胃脘偏左痞硬感数月，脘腹冷胀，水鸣音不断，不欲饮，便溏，疲乏，舌暗红苔白腻滑，脉右沉滑、左滑躁。乃气水郁结之脘痞，疏以生姜泻心汤加味：生姜30g，半夏15g，干姜10g，黄芩9g，黄连4g，党参10g，大枣10g，柴胡8g，牡蛎24g，茯苓30g，炒白术15g，花粉15g，炙草5g。服5剂，脘痞水鸣大减，然咽、眼干，原方加玄参、僵蚕继之，服 15 剂而愈。
2014-9-30 16:54

炯宏 160001：请问老师，用柴胡、牡蛎是为什么？谢谢 。2014-9-30
17:19

贠克强：理气散结。2014-9-30 17:57

中医一杨军：老师，加僵蚕是取其祛风止痛之效吗？2014-9-30 17:25

贠克强：疏风利咽利目。2014-9-30 17:59

【甘草泻心汤案】 中年女，口腔溃疡彼伏此起不间断两月余，口内烧灼感伴胃脘痞满，不欲食，大便涩，舌暗苔黄腻，脉滑。乃中焦痞热上蒸口舌所致，疏甘草泻心汤合升降散治之：生草 15g，法夏 10g，黄连 10g，黄芩 9g，干姜 9g，党参 10g，蝉衣 9g，僵蚕 3g（末服），姜黄 9g，生军 9g，瓜蒌 9。服 3 剂，口疮、口烧消，脘痞大减。继以半夏泻心汤疏化胃郁。（2014-9-30 17:55）

我的学医感受：有心下痞满或胀满之口疮，以甘草泻心汤加减常获满意之效。印象最深的是我曾治一心下痞满兼失声及口疮者，以甘草泻心汤原方 6剂，至今 1 年多未复发。2014-9-30 21:51

为"麻黄升麻汤"正名

《伤寒论》357条云："伤寒六七日，大下后，寸脉沉而迟，手足厥逆，下部脉不至，喉咽不利，吐脓血，泄利不止，为难治。麻黄升麻汤主之。"麻黄升麻汤组方：麻黄二两半，升麻一两一分，当归一两一分，知母、黄芩、葳蕤各十八铢，石膏、白术、干姜、芍药、天门冬、桂枝、茯苓、甘草各六铢。

此条文历来备受争议，柯韵伯在《伤寒来苏集》中云："六经方中，有不出于仲景者。合于仲景，则亦仲景而已矣。此方大谬者也……乃后世粗工之伎，必非仲景方也。"丹波元简云："此条方证不对，注家皆以阴阳错杂之证，回护调停为之诠释，而柯氏断言为非仲景真方，可谓中古卓见矣。"后世注家如此遂多有附和。

不过，如此结论下得未免武断孟浪。考《金匮玉函经》、唐·孙思邈《千金翼方》均载有本方，王焘《外台秘要》第一卷不仅载有此方，并引《小品方》注云："此仲景《伤寒论》方。"皆可证明此方并非后人臆造，而属仲景之旧。

质疑此方者多以方药味多而性味功效杂投不纯为由。窃以为，此乃还未洞悉仲师面对复杂证情时的一个重要组方思想——"对立统一观"及其内在药能发挥机制而导致认识发生偏差。面对证机复杂之病证，仲师常以多维方向上效能相反的药物组方，相反相成而达到统一的效果。余以此名之曰"对立统一方药观"。仲师如此之经方，可以说拈手即来，不一而足，此方即是典范。

先看仲师此条原文方证。原条文述证候之句，可分虚实两部分，其中"喉咽不利，吐脓血"显为上焦热腐而肺络血败之症，为实；"寸脉沉而迟，手足厥逆，下部脉不至""泄利不止"则显为中下阳气虚陷、郁而不伸且阴寒沉伏之候，为虚。结合条文中所述病由，乃伤寒大下后，热邪内陷清虚娇肺，郁热耗损肺津、腐败肺络而成"喉咽不利，吐脓血"之症；而中下阳气大伤而郁陷、不达伸、不敛摄且阴寒沉伏，乃成阳气郁虚之候，遂见"寸脉沉而迟，手足厥逆，下部脉不至""泄利不止"。

由此可见，此病无非乃伤寒大下之后所致上热下寒、上实下虚而阳郁不通之证。其证机说复杂就复杂，故仲师言"为难治"，难治者非不治也；说简单也简单，仲师即驾轻就熟、一以贯之以"对立统一方药观"，组方麻黄升麻汤而主之。

麻黄升麻汤中，仲师以麻黄、桂枝、升麻此一药组辛温、辛寒发越郁阳；以黄芩、石膏、知母之药组苦寒、甘寒清热解毒；以白术、干姜、茯苓、甘草（肾着汤）之甘温药组复脾肾之阳，化沉伏之阴；以知母、玉竹、天冬、当归、芍药之药组甘寒以养阴、辛温甘酸以和血。方中桂枝、当归、芍药乃仲师养血通阳的经典之配，如当归四逆汤；升麻、当归、甘草则是仲师散血中之热、解咽喉腐毒的常规之伍，如《金匮》治阴阳毒之升麻鳖甲汤及其减方。《金匮》阴阳毒病亦有"咽喉痛、唾脓血"之症，亦有如此之配。另外，也可知升麻解毒、清热并入血清散血分热毒之功是确定无疑的。但裴沛然老质疑升麻的升提之效，言为金元易水学派之杜撰。然《本经》《别录》云升麻皆有"蛊（解）毒入口皆吐出"之语。从仲师仅有两首处方用到升麻（即麻黄升麻汤和升麻鳖甲汤）而皆治"喉咽不利，吐脓血""咽喉痛、唾脓血"来看，升麻走上疏排之性应该是肯定的。颜德馨老治血液病属血分热毒者，自言不离升麻，实渊源有自矣。此正乃中医大家皆得力于经典之体现耳。

言归正传，回到麻黄升麻汤方证上。上述之方解，乃出于证机角度，而以证候角度言之，则升麻、黄芩、石膏、知母、玉竹、天冬、当归、芍药、甘草清热解毒、生津和血（和血者，活血养血并除败血也），针对"喉咽不利，吐脓血"也；而麻黄、桂枝、当归、芍药和血通阳，白术、干姜、茯苓、甘草（肾着汤）健脾肾之阳、化沉伏之阴，则共主"寸脉沉而迟，手足厥逆，下部脉不至""泄利不止"矣。麻黄、升麻二味发越郁阳、清热解毒，针对主要证机而为主药。

麻黄升麻汤中，仲师运用了辛开苦降、寒清热温、上清下温、甘寒生津和辛温活通、甘温健补和辛寒发越等多维方向上的对立药能，对如此复杂系统性病证发挥了统一的治疗功效。此即仲师"对立统一方药观"于麻黄升麻汤方证中活泼泼的展现。此方药味虽较多，然组方精妙若此，令人叹为观止，和其他一些经方之"对立统一"风格可谓一脉相承。此方中还蕴涵者数个仲师之经典配伍，如石膏、知母，升麻、当归、甘草，桂枝、当归、芍药，白术、干姜、茯苓、甘草等，如此之方，焉非仲师之属哉？

至于麻黄升麻汤之临床实践，医者多因理解掌握不够而恒鲜用之，还有言此证临床少见者。广州黄仕沛言麻黄升麻汤证乃属西医角度多器官功能障碍综合征、全身炎症反应综合征、弥漫性血管内凝血、感染性休克等各种危重病之环节表现。窃以为，此类危重病于发生脱证之前当然可以见到麻黄升麻汤证，但如出现脱证（不管阳脱还是阴脱）就绝非麻黄升麻汤所宜，且麻黄升麻汤证不仅仅属于如此危重病阶段，普通门诊亦较多见，只是病情程度较轻罢了。如临床上可见到上焦热郁伤津或热毒腐败血络而有燥渴、血衄（见于齿龈、咽喉、气管、肺部等），中下焦阳虚阴寒而有便溏泄利、遗精白浊、小便清长、脘腹腰连及下肢冰冷不仁者，皆属此证。问询后可知，此类患者多得之于素体中下阴寒之证，而复外感风热或温热时邪之后，尤其多见于春季或风热运盛之节或秋气郁降之时。若以麻黄升麻汤化裁治疗，效果确实不错。但余之经验，麻黄不宜多用，数克可也。

同仁们可结合临床细心体悟此方的精妙之处。2014-9-25 10:41

有琴舒歌：成无己注言此为肺痿，我曾把这个证归在肺阴虚、脾胃寒而受邪扰上。现在看，远不如贠老师从三焦论之意长。2014-9-25 11:05

猪膏发煎

《金匮》用此方者两处：一为治"诸黄"，一为治妇人"阴吹"。前者煎服，后者导引。程门雪释"乱发"为"血余炭"，从原文"和膏中煎之，发消药成"看，可信。然猪油怎能咽服？后者因"谷气之实"（大便滞实）而用导法，然为何不以蜜煎导和猪胆汁方？猪膏发煎功效机制到底是什么？

猪膏首言润燥；血余，《本经》《别录》《药性论》皆云利小便。二者相配则润利和合，滋阴而不恋湿，利水而不伤阴，如用于"诸黄"，则宜于黄疸而湿热伤阴之证。《金匮》云"病从小便出"印证了该方利水之效。血余制炭，则吸附猪膏油腻之性，二者消融后则便于患者口服。而猪膏发煎用于妇人"阴吹"者，乃因猪膏可导引便实，发炭可吸附谷气，二者合而则治"谷气之实"矣。2014-10-8 11:39

《金匮要略》"心下坚" 机和治之鉴别

对比《金匮》木防己汤证、桂枝去芍加麻辛附子汤证和枳术汤证，皆有"心下坚"之症，皆是水饮所作。

然木防己汤证为宗气（膻中之气）不足，气化无力，水饮结留膈间，上迫中阻（病位膈间上下，亦即中上焦之心肺胃脘）且病程日久之证。故以木防己汤补气蠲饮，散结降逆；桂枝去芍加麻辛附子汤证乃上中下三焦阳亏阴寒，表里失却温煦，气化不畅，升降失司，水气弥漫且水饮聚留心下脘腹（病位广泛，涉及三焦）之证，故以桂枝去芍加麻辛附子汤温阳散寒化饮；枳术汤证当土虚气滞，运化乏力，水饮滞留心下胃脘（病位局限于中焦脾胃）之证，故以枳术汤补中建运，行滞泄饮。2016-04-06 20:38:13

桃核承气汤之桂枝

桃核承气汤实乃调胃承气汤加桃仁、桂枝而成。调胃承气汤合桃仁入血室通下瘀热，无疑为方之主力，然桂枝之用更见仲师组方思想之奥妙。其意有三：一来，桂枝气血两走，于此方中可导药功由气入血而助力通瘀；二来，桂枝辛温通阳，和大黄苦寒泻下相配，则成苦辛相荡，寒温互激，对立统一之势，尤助于全方荡涤推陈之效；三来，桂枝炙草辛甘化阳，以补通下伤阳之虞，属补偏救弊之用。此处桂枝之用，与《金匮要略》桂枝茯苓丸之桂枝，其意几近矣，唯后者为方中之主将耳。2016-2月2日 17:42

栀子豉汤能否交通心肾

《黎庇留经方医案》第十三曰："九江大圩山货店陈鹏俦，不寐者月余，延余诊其脉，心肾不交，与栀豉汤，一服即能寐。栀子折心火以下交于肾，淡豆豉起肾水以上交于心，心肾交，即能寐矣。"

此案值得探讨处，在于以栀子豉汤治心肾不交之不寐。

案中黎氏以栀子豉汤治"不寐者月余"，属"心肾不交"，"一服即能寐"，且言："栀子折心火以下交于肾，淡豆豉起肾水以上交于心，心肾交，即能寐矣。"

栀子豉汤能否交通心肾？

栀子豉汤可治心肾不交之证，古今医界认可者有之。除本案外，清代医家张锡驹于其《伤寒直解》中曰："栀子性寒，导心中之烦热以下行；豆豉熟而轻浮，引水液之上升也，阴阳和而水火济，烦自解矣。"但刘渡舟说："他（指张锡驹）讲的话，似乎只说对了一半，而另一半则说得欠考。如'豆豉熟而轻浮'这句话说得就对，至于'引水液之上升'一语，则就值得商榷。何以见之呢？考《名医别录》认为豆豉治'伤寒头痛，寒热瘴气恶毒，烦躁满闷'，而李时珍则说它'能升能散'。可见它没有什么'引水液上升'的功效。所以，豆豉在此方的作用：第一是清太阳浮游之热；第二是轻宣上行，载栀子以清心胸烦郁。所以仲景因证而制方，使栀豉相须以为用。它虽无舟楫之称，实有载药之实。这样去理解豆豉，也就庶几近之了。"

栀子清降心火，当无疑处；豆豉引升肾水，似宜探究。

《素问·金匮真言论》云："北方黑色，入通于肾，开窍于二阴，藏精于肾，故病在膝。其味咸，其类水，其畜彘，其谷豆，其应四时，上为辰星。是以知病之在骨也。其音羽，其数六，其臭腐。"故认为豆豉入肾者，皆因于豆豉为豆类、色黑，乃大豆加辅料发酵腐熟而成。

豆豉是否入肾升发水液，医界未有公认，余临床亦未验证，但以理推之，其辛凉者（以桑叶、鲜青蒿等辛凉之品为辅料加工发酵者）恐有凉散肾阳之弊，辛温者（以苏叶、麻黄等辛温之品为辅料者）似有温升肾水之功，故苦寒之栀子配辛温之豆豉当有交通心肾之效。

此案之不寐是否因于心肾不交？案中唯言"诊其脉，心肾不交"，而未明示脉象若何；除"不寐者月余"外，亦未有其他症状之述，故无从证之。但以黎氏之造诣功力，当是之。如是，患者寸脉当浮滑躁急之类，而尺脉当沉滞弦紧之类，以应心火独亢于上、肾水自寒于下之机耳。如是，则"栀子折心火以下交于肾，淡豆豉起肾水以上交于心，心肾交，即能寐矣"。2015-11-24 18:01:49

三大学说

"络病学术"的发展沿革和临床意义

络病学术，发源于《内经》。《素问·调经论》云："先客于皮肤，传之于孙脉，孙脉满则传于络脉。"《灵枢·寿夭刚柔》云："久痹不去身者，视其血络，尽出其血。"《灵枢·脉象》云："经脉为里，支而横者为络，络之别者为孙。"言下之意，络为经脉之分支，如邪气痹阻经脉，久则传注络脉，致邪浊气血进而瘀滞于络。可见，络病比经病更进一层。《内经》治络病之法为视其络瘀之处，针刺而"尽出其血"，此乃放瘀血而通络也。

络病学术，发展于汉·张仲景。《金匮要略》指出："邪在于络，肌肤不仁。"此言肌肤络痹而不仁之证。涉及治疗，仲师分"外络病"和"内络病"论治。对类似之"血痹……外证身体不仁"者，仲师主以黄芪桂枝五物汤治之，而对"诸肢节疼痛，身体尪羸"者，则主以桂枝芍药知母汤治之。此实乃仲师对皮肤筋肉骨节间之"外络病"之辨治。此外，仲师对"肝着""干血痨""疟母""妇人宿有癥病"以及"邪入于脏，舌即难言"之"中风痱"等证，分别主以旋覆花汤、大黄䗪虫丸、鳖甲煎丸、桂枝茯苓丸以及《古今录验》续命汤治疗，此实乃仲师对"邪入脏络"即"内络病"之辨治。《金匮》又有"络脉空虚"之语，以示除"络实"外，尚有"络虚"之证。

仲师"络病"证治思想乃后世"络病学术"之滥觞，确立了方药治络病的典范，为后世络病学术理论和实践在治则和方药角度起到了示范和启迪作用。

络病学术，成熟于清·叶天士。叶氏络病学术体系，实乃受《内经》和《金匮要略》之启示，并通过自身临床实践而发挥、发展所形成。

叶天士明确提出"久病（痛）入络"思想，言："初为气结在经，久则血伤入络。""百日久恙，血络必伤。""久痛必入络，络中气血、虚实、寒热稍由留邪，皆能致痛。""凡经脉直行，络脉横行，经气注络，络气还经，是其常度。""凡人脏腑之外，必有脉络拘拌，络中乃聚血之地。"在叶氏络病学术中，不仅经脉有"横行"之络，而且五脏六腑皆有络，在叶案中有"肺络""心包络""肝络""脾络""胃络""肾络""少阳之络"等术语。可见，叶氏所谓"络脉"，主要指脏腑深部的络脉。络为聚血之所，络病即是病邪深入脏腑血络之病变，惟久病才能发展成络病。

叶氏"络病"主要针对络实证而言。络实证虽为病在血络，并以血瘀阻络为最多，但其范围非常广泛，而不仅是络中血瘀证矣。但凡寒、热、湿、痰、饮、郁气、肝阳等阻络所致病证，皆为络实证，其病理因素由"瘀"而至"郁"和"淤"。叶氏"络病"特点有三：一是久病久痛痞胀，属慢性疾病；二是病根深伏，属沉疴痼疾；三是癥瘕积块，属有形病证。

叶天士治络，总以"通络法"为旨，通常情况下主以辛香，言"佐以辛香，是络病大旨"。其多以仲景旋覆花汤（旋覆花、新绛、葱白）为主方，常用药如归须、桃仁、红花、丹皮、赤芍、泽兰、元胡、川楝子、香附、旋覆花、葱白、丹参、琥珀、降香、乳香、蒲黄、五灵脂、三棱、莪术、姜黄、牛膝等。

天士通络法，不仅止于化瘀通络，还扩展至行气、温通、清散、软坚、化浊（湿痰饮）、润络（柔络）、舒络、透络等，此乃叶氏治络的轻级别；对坚顽深固成形之癥瘕积块，则每以虫蚁之品搜剔逐拔，则是叶氏治络重级别也。其行气通络常以元胡、川楝子、郁金、丁香、香附、青皮、木香、川芎、降香、橘核、枳实等；温通常以桂枝、川乌、小茴香、葱白、良姜、吴萸等；清散透络常以夏枯草、川连、丹皮、山栀、青蒿、柴胡、萆薢、茵陈等；软坚通络常以牡蛎、鳖甲、海浮石、风化硝等；化浊通络常以草果、丁香、小茴、降香、厚朴、石菖蒲、吴萸、晚蚕砂等；化痰（饮）通络常以茯苓、半夏、橘红、白芥子、瓜蒌、山楂、橘核、竹沥、姜汁、海浮石、蛤粉、南星、蜀漆等；血中之气阻络，则用归须、桑枝、白蒺藜、姜黄、木防己等；肝阳直犯胃络，则用川楝子、元胡、黑山栀、淡豆豉。而叶氏最有特色的是柔润舒络，常用五仁丸，常用药有桃仁、杏仁、柏子仁、茺蔚子、白芍、归身等。至于叶氏消癥通络法，则常以桂枝茯苓丸化裁，而虫蚁逐络则常用仲师鳖甲煎丸、大黄䗪虫丸以及大活络丹等，药如虻虫、水蛭、䗪虫、鳖甲、全蝎、地龙、蜣螂、蜈蚣、山甲、僵蚕、露蜂房等。

除络实证外，应该还有络虚证。对络虚证，叶氏亦有论及，其言："下焦空虚，脉络不宜，所谓络虚则痛是也。"提出"奇经治法"时，叶氏又言："其虚者，必辛甘温补，佐以流行脉络。"叶案中多次提到"阳明胃络空虚"，其治有三法：一是甘温益气生津，如《临证指南医案》吐血门程案"阳明脉络已虚，厥阴风阳上炽"，用黄芪、沙参、牡蛎、麦冬、小麦、南枣；二是甘缓辛润，如同门某氏案，"络脉空隙，营液损伤，议甘缓辛补"，用枸杞、柏子仁、枣仁、茯神、炙草、桂圆；三是甘润养阴填中，如同门某案，"阳明胃络空虚，血随阳升而然，法当填中为要着，莫见血治咳而用肺药"，用淡菜、扁豆、麦冬、川斛、茯神、牛膝炭。此三案皆为阳明络虚，均用甘缓柔剂以治，此乃三法相同之处。

窃以为，络虚证者，或是因整体阴阳气血精津亏耗，经脉不盈，"大河无水小河干"，致使大面积络脉亦为空虚而失却煦濡润养之证，或是因局部病理产物阻塞气血精津，导致"下游"络脉空虚之患。前者多见于虚劳之疾（如《金匮》虚劳病），后者则多为虚实相间之病（如当下的心脑血管病、糖尿病、"三高"症等，大多属于此类）。强调络虚证的临床意义在于，于病理证机分析上更为全面精准，而不一味强调病理产物遏阻瘀滞脉络，认识到络实中有虚，络虚中有滞，故在养络方中需佐通络之品，通络方中宜加充络之药，确定"通养相间"的法则和方药，这样则可避免通而有伤、养而添滞，加强疗效，缩短疗程。

余临床上络虚证多用桂枝汤、炙甘草汤、当归四逆汤、黄芪桂枝五物汤等经方化裁出入治疗。

络病学术，在中医临床上具有实实在在的意义和价值，"用武之地"非常广博，凡慢性疑难、病根深伏之沉疴痼疾以及癥瘕积块癌瘤等皆存在"络病"甚而是以"络病"病理为主的病证，皆可在"络病学术"思想的指导下进行诊治，尤其是当下社会非常高发的糖尿病、糖尿病肾病及其他并发症、高血压及其并发症、一般性心脏病及心梗、脑卒中脑梗等心脑血管神经性疾患，未有不属于"络病"范畴甚而以"络病"为主要病理基础者（可参看拙文"中医治愈'糖尿病'不是神话"）。如能较精准而恰当运用"络病学术"于此类病证的诊治、调理直至预防，则在延缓、稳定甚而截断病程发展、减轻或消除症状、提高生活质量上具有更为显著的功效，其中一部分个体因此而彻底治愈是完全可能的。

下面分享几个我自己平时运用"络病学术"诊治并记载于博客和微博中的临床病例，以印证"络病学术"的临床意义。

1. 化浊通络"血糖"平

中年女性，患糖尿病高血压多年。刻下右臂麻木、手指觉冰，双腿时放射状或针刺样疼痛，舌淡薄苔白腻厚，脉濡按之略紧。空腹血糖 11mmol/L。乃寒湿浊邪内郁脏络、外痹经络，疏《类证治裁》薏苡仁汤加姜黄、菖蒲、郁金、杏仁、白蔻仁、葛根以祛邪化浊，通络解郁。嘱停降糖西药。服 10 剂后，患者症大减，空腹血糖 6.8mmol/L。继续间隔式以中药调理而巩固疗效。

雲水：平实之中见工夫，一如其人，低调平实难掩魅力 2014-4-15 20:56

土生金金生水水生木：阳气还足，阴也不虚。只不过有些三焦湿郁阻滞，调开后自然气机开始运转，并强化了脾气。故所谓病名症状亦不复存在。此案妙在判断准确，未被病名所束缚，且恰到好处地把握住此人此证的命脉。这种解决办法岂不是人性化的？！ 2014-4-16 08:09

2. 化浊通络"血压"平

古稀人，头晕、体觉强硬不灵、眼下卧蚕状、嗜睡多月。刻下舌淡苔白腻，脉弦紧略缓。血压 170/115mmHg。乃阴阳两虚，饮湿阻络，经压郁高，有中风兆。治宜煦阳养阴，化浊通络，缓急减压。疏天麻、钩藤、苓桂术甘、二陈、白芍、木瓜、乌梅、熟地、当归、二仙（仙茅、仙灵脾），水煎服。再未见该患。后其因感冒就诊，言前服药 5 剂后各症皆消，半年来测血压一直正常。

Saw 斯基：学生眼拙，向负老师请教，阴虚是怎么看出来的？ 2014-11-30 20:56

负克强：问的好。案中是无明显的阴虚证候。然古稀之人，脉弦紧，除"经压"高之因素外，当定有"阴虚不濡"之机。假如因无明显阴虚之症，而方中无养阴缓急之品，患者服药后会是什么情况呢？这些只有临床了才会想到

或体会到的。2014-11-30 21:21

贠克强：另外，你还可以想想，这时候温阳，我为什么没有用附子、干姜之属而用二仙呢？ 2014-11-30 21:30

Saw 斯基：谢谢老师的点拨，真如拨云见日！曾记得看过，老年人脉多偏弦、硬、革，乃阴精失濡，脉道硬化。即如橡胶管，风吹日晒，久之即失其初时柔软之性，仿如硬革，表面多见纵裂纹理，其理殆如此。而一派温阳，则弊大于利，以致郁压更甚。2014-11-30 21:35

Saw 斯基：经曰，年四十而阴气自半也。姜附辛热，恐伤已枯之阴，且郁压更甚，必有暴毙之虞。二仙温而濡之，既能温养阳气，亦有填补精血之力，是阴中求阳，温和之煦阳也。2014-11-30 21:37

飞过江湖：古稀之人，阴虚是有。不过这里更主要的应该是考虑到患者长年郁压，一朝解除，恐难承受。乌梅、白芍之属，我认为是兜着的作用，令压力缓慢释放。跟高压锅不能一下子打开一个道理。也跟附子、甘草同用一个道理。2014-12-1 09:14

灵猫法师：脉弦紧提示体内气血有瘀滞，故不能一味温阳，需用养血存阴之品，以防阳药燥烈导致血虚生变。阴虚确实不容易想到，不过，头晕、脉弦紧、苔白腻，可以想到肝风和中焦水饮了。除了温化痰饮，抑肝祛风，"治风先治血，血行风自灭"的古训还是可以用上的。2014-11-30 22:15

3. 从络论治效截然

一中年男性，患萎缩性胃炎多年，更中西医多而效式微，慕名求诊于余。

181

刻诊，胃脘连及右胁下痛，痛处重着而固定、时觉烧，食则更为不舒；不欲饮，头晕，烦躁易生气，消瘦，舌暗齿痕苔白腻厚，左脉弦滑，右脉弦躁略沉。

余辨为木郁躁急，克伐中土，淤浊阻遏，治以四逆散合旋覆花、茜草、乌梅、黄连、焦三仙，3剂无寸效。转以柴胡桂枝干姜汤合乌梅、黄连、焦三仙加枳实、白术、茯苓、橘络，服3剂而各症大减。患者言求医以来从未有此殊效矣，乃信心大增。遂继以后方出入30剂后，患者症状基本消失。建议其做胃镜复查，然患者因恐于胃镜检查而未做。

对比前后二方，均有舒肝和胃之功，然后方在化痰散结、清润通络上更胜一筹，可见于久病疑难之患，在大法基础上兼从络论治，其有效性肯定甚而是截然悬殊，天士叶桂不我欺也。

4. 二络三甲四逆化乳癖

一中年妇女，患乳癖多年，多方求治于大医院和民间医（乳腺癌已排除），然中西医乏效，遂慕名求诊于余。

刻诊：其双乳内皆有核桃大结块，肿胀硬痛，轻重程度与月经关联不大；饮食可，二便尚调，舌淡暗苔白腻，舌两侧有脱苔，脉弦略躁。

此患显为气机升降不畅，肝络气滞血瘀，湿阻痰结成癖之证。然临床上此类病证易诊断、难治疗，治则亦无非是燮理气机、疏肝通络、软坚散结、化痰消癖，医者于此多无异议，然效与不效则全在于处方用药之不同。

此患，余治以二络三甲四逆加味内服并外敷。二络者，橘络、丝瓜络，通络化痰也；三甲者，牡蛎、龟板、鳖甲也，入络走独、软坚散结且滋阴润络；四逆者，四逆散也（芍药于此证用赤芍），疏肝解郁、活血通络。余又加用桃杏仁，杏仁肃肺气，桃仁活肝血，合而行淤通络且温润软坚，处处以通络为要。

处方着力于局部病灶"络气"之通畅无阻，"放眼"于全身气机之升降出入，亦不忘嘱患者及家属创造和保持令患者心情愉悦的生活环境。

患者服用 5 剂后复诊，其惊异于疗效之好之快。经触诊，双乳结块竟软化若无，胀痛竟消，唯言胃口略有降，乃余未着重顾及中气之小误。便以原方减其量稍加健脾运中之品继进，以缓除病根为务。

---

annahe 小窝：此人的症状与我的好相像。的确有效！因哺乳方法不当，我积乳囊肿了半年多，吃了负老师的药，用手摸肿块感觉小了非常多，真心感谢！ 2013-8-27 12:25

5. 一剂葛芍疏颈汤，效专量宏缓挛痛

家人颈椎病急发，颈项肩臂连背拘挛痛甚，不能转侧，苦极；舌滞舌前暗红刺，苔白腻，脉略弦。急疏自拟葛芍疏颈汤化裁以治：葛根 60g，炒白芍 60g，炙草 10g，丝瓜络 18g，橘络 18g，益母草

18g，柴胡 3g，杏仁 4g，浓煎急服。服 1 剂两顿，拘强挛痛即缓。

6. 疏化、开降、软坚、通络愈顽疾

一中年女性患者，自诉胃脘痞满连及右胁下胀痛 5 年余。更中西医凡几而罔效。 视之体瘦、面色暗黄无泽，右胁下有压痛，触及觉有痞块；自诉左肩胛下亦疼痛，不欲食饮，二便尚调。舌暗红苔白腻，左脉弦紧略缓，右脉寸关滑大、尺略沉滑。

此患因性格要强，长期自加工作压力，饮食、作息无规律，久则肝郁脾呆、木土不和、气滞湿阻、寒热互结而成中痞胁结癥瘕之络证。

视几年来所服方药，西医常治以消炎利胆、加强胃动力和解痉之药（西医诊为胆囊炎并肿大、慢性胃炎并有潴留液），中医则常疗以疏肝健脾、利湿消食之剂。

此患西医是短板，中医有优势。然中医之治，在令其改变工作和生活方式，使之节律、减压的基础上，非燮理肝脾、解郁化湿、平调寒热、辛开苦降、软坚通络不可。因以小柴胡汤、四逆散、半夏泻心汤、三甲合而化裁治之。疏方：柴胡 8g，法夏 12g，黄芩 9g，生姜 9g，大枣 10g（烧，擘），炒枳壳 12g，炒白芍 15g，黄连 9g，党参 10g，茯苓 15g，杏仁 9g（捣），防风 9g，牡蛎 24g，龟板 12g，鳖甲 12g（此三甲先煎），焦三仙各 10g，炙甘草 5g。水煎服，每日1 剂。

患者服 10 剂后，各症均消，后西医仪器检查胆胃，除胆囊壁略

毛糙外，未见其他阳性体征。

【柏子仁通络入奇经】医皆知柏子仁养心润肠，而于其通络之功则少有留心。《本经》云其"除风湿痹"，而清·叶桂以其可入奇经并能通络而运用最广。考其通络者，乃全因其辛香甘润也。辛香走络，甘润濡络，故其当香润以通络，非破滞通络，而适于络燥不通矣。柏子仁入奇经者，乃因其入肝肾甘润补虚、养阳濡阴耳。

2013 年 9 月 3 日 17:55

从"膜原学术"到"膜系理论"

"膜原"之名，源起于《内经》。"膜原学说"则肇启于明代吴又可，发展于清代以叶薛为代表的温病家和绍派伤寒创始人俞根初，成熟于后世孟河学派等。"膜原"（《内经》有时曰"膜原"）于《内经》之意主要是对人体中一类膜性物质的结构表述，但自吴又可始，虽有以位置结构附会者，而主要用于病因病机表达。自吴又可之"达原饮"始，各温病大家在此基础上又根据自己的学验创立了自己的达原法，如薛生白仿吴又可达原饮法、叶天士辨治膜原分消走泄法、雷少逸辨治膜原芳香宣透法、俞根初柴胡达原饮辨治法等，但多用于温病或瘟疫"邪伏膜原"之治，而后世如孟河学派等则以此法广泛运用于各科杂症，昭示着达原理论和实践的成熟。

窃以为，膜者，幕也。膜原就像幕布一样"挂"于人体半表半里之间，为正邪出入、内外物质和信息交流的门户，亦即半表半里之枢纽，故温病家又喻为"三焦之门户"。膜原涵括三焦之膜，故又称"三焦膜原"，实乃体腔内脏腑外之膜隙性生理功能态，其范畴不局限于解剖意义上实质性的胸腹膜，其意义不仅在于形质上，更在于气层面之功能。正常情况下，膜原开阖有度，护正阻邪，而病态下则膜原不开、枢机不利且邪伏于其中，化之不到，攻之莫及，故治之就需以开膜原、利枢机为先。何为开达膜原？温病家则多定义为以辛散浓烈、芳香走窜之品"入巢（膜）趋寇"之法，药多用草果、槟榔、厚朴类是也。俞根初"柴胡达原饮"则创以柴胡为首，余亦认为开达膜原非柴胡不开、非柴胡不达。

临床上，各科杂症中一些湿浊腐秽之证，治之而顽固缠绵者，皆可目之为"邪伏膜原"之患而加用开达膜原法，实践证明有效而可缩短病程。

膜系理论，亦称三焦膜系理论，为"首都国医名师"孔光一提出。

膜系理论，实乃温病膜原学术的发展。孔氏膜系理论中，其"膜系"是明确而具体的，且范围更加广泛。其膜系概念是这样定义的：三焦膜系分布很广，形态各异，人体上下内外的各类膜层均属于此；三焦膜系涵盖所有脏腑、管腔内外及肌肉、筋骨间的各种膜层及所属功能，具有联系上下、互通内外的作用；三焦膜系具有协调脏腑、运行津血、充养全身的作用，又是代谢的通道，故有决渎的功能。三焦膜系分为两大类：外通性膜系（即直接与外界相通的膜层，主要为呼吸道和消化道）和内通性膜系（主要为血运通道内外的膜层，总以心肝为主体）。

膜系理论不仅适于温病之辨治，也适于伤寒之辨治。病邪（不管是温邪还是风寒）侵入外通性膜系，多表现为卫、气分之证候，治以宣清疏化或温宣和中；病邪侵入内通性膜系，多表现为营、血分之证候，治以透热转气，或清凉开窍，或凉血散血，或温通疏利。

总之，膜系病证之治，总以"宣达法"为主。较之温病"开达膜原"法，其适宜范围，从湿热腐浊黏伏三焦膜原，延伸至温寒之邪侵犯全身膜系，治则方药随之扩展，而其病位则从体腔"膜原"到全身"膜系"，针对性强。

络病学说和膜原学术、膜系理论，二者相对而言，其适应病证，一为深一为浅，一为慢一为急，一为坚顽一为松懈，一为有形结聚（或癥瘕），一为无形邪侵，一在脏腑内一在脏腑外。可见，络病学术和膜原学术、膜系理论在局部或全身病证的辨证施治中，可表里内外相"呼应"、深浅长短互补充，可视为伤寒温病大法统辖下的一对"络、膜辨治学术"。2014-6-11 02:13

【宣膜通络祛顽疾】一女，患"过敏性紫癜"，西医处以强的松40mg口服，把个俊俏脸庞变成了满月圆盘，而紫癜依然此起彼伏。刻下舌淡齿痕、舌前红点、苔白腻，左脉略弦滑躁，右脉濡缓按之略弦。此乃气分膜系之淤，血分络系之瘀，膜淤不痛则水饮生，络瘀不畅则血外溢，外溢则又成瘀，水瘀互成因果之势。治宜秉通淤（瘀）复旧之则，当施调气散郁、宣膜化饮、利络和血之法。疏以升降散合祝氏过敏煎、苓桂术甘汤加三七（末服）、益母草、芥穗、生芪。患者服5剂后斑未起，服10剂后激素停完，再服20剂后人形复旧。2013-12-17 17:34

【达膜通络治湿温重证】一中年女，患湿温重证数月，中西百般治之不效。双下肢凹陷性水肿、咽干、咳逆、恶心，口味咸，不欲食，眠差，二便不利，舌红苔厚腻泛黄，左脉滑实，右紧缓沉。乃湿热浊邪伏于三焦膜原、堰塞三焦络网之证。治宜宣达膜原，化浊通络。以柴、夏、芩合三仁（杏仁、白蔻仁、薏苡仁）加丝瓜络、橘络、花粉、牡蛎、僵蚕，15剂症消。2014-6-17 11:21

【宣膜原，通玄府，化腐浊】中年男，发烧咳嗽。住县市医院均没辙，遂转住省三甲医院，高烧退至中低烧后，缠绵不愈，终以"肺部感染"出院。折腾历一月余，经人介绍求诊于余。烧以午后3～4时为甚，口鼻气热，舌红苔厚腻积腐，脉紧滑。本暑温，西治又添蕴湿。乃膜原腐秽阻遏，玄府气液不通，郁热充斥之证。治宜宣膜原，通玄府，化腐浊，散郁热，以甘露消毒丹化裁。服3剂烧退。

患者喟然长叹！ 2014-8-4 17:46

智勇 _ 无双：据我观察，西医对中暑、伤暑这类疾病似乎没什么好办法，还有些人于暑病初起即食羚羊角，清热不得法，反增寒伏暑湿之弊，更有发烧愈演愈烈之势。2014-8-4 19:33

勤劳的漫画书：呵呵，给中医做了活广告。我一朋友也是在军总住的，云南回来也是下午低烧不退。转中医，一月后，基本好了。2014-8-4 20:02

炜炜 _ 道来：暑湿致病，前不久有长辈也如老师病例，住院无效果，我用藿香正气打底治疗，效佳。也是一番感慨。2014-8-5 22:41

中医高成宝：患者喟然长叹！喜欢这一句，尽显国医之魅力！赞了。2014-8-4 22:09

负克强：长叹当初为什么不找中医治疗，长叹竟走了这么弯的路。当然这里的"愈"主指低烧、咳嗽等症状消除了，而患者体内生态的完全复原还得一段时间的调理。2014-8-5 00:14

【10剂减浊15斤】 18岁高中生患湿温多年（曾患腮腺炎、病毒性脑炎），加重2月。头晕头痛以左侧为甚，牵及颈困；耳鸣、恶心、不欲食，口苦口渴多饮，体重85kg，舌暗尖红、苔白腻紧实，脉滑实而躁。乃湿热腐浊郁遏三焦膜原，致清浊升降失常之证，治宜达膜泄浊，使气机周流、邪溃正复。投以柴、夏、芩合升降散（僵蚕、蝉蜕、姜黄、大黄）、清震汤（苍术、升麻、荷叶）加葛根、杏

仁、杷叶、乌梅。患者服 10 剂而各症大减，体重 75.25kg，身清爽。
2015-6-8 18:07

懒虫爱读书 0521：贠老师，乌梅是厥阴之药，枇杷叶润肺，您在处方中用枇杷叶和乌梅的意义是什么？仅是为了生津滋阴？ 2015-6-9 07:12

贠克强：乌梅尚有开郁之功，枇杷叶还有化浊之效。2015-6-9 09:56

刘完素的"玄府气液"学术

——和"络病学术""膜原学术"构成中医"三大组织学术"而"三足鼎立"

金元医学四大家之首刘完素首倡"六气皆从火化"，而为"火热学术"的开山鼻祖，其理论和实践为明清温病学术形成之滥觞，意义深远。刘氏对火热病证内在机转之认识多归于"热气怫郁，玄府闭密，而致气液、血脉、营卫、精神不能升降出入故也"（《素问玄机原病式》），这就是刘氏赫赫有名的"玄府气液"学术。

《素问·水热穴论》云："肾汗出逢于风，内不得入于脏腑，外不得越于皮肤，客于玄府……所谓玄府者，汗空也。"可见，"玄府"的本意就是毛窍汗孔。玄者，幽玄细微也。但刘氏对其内涵、外延均予以伸展而广泛化，其言："然皮肤之汗孔者，谓泄气液之孔窍也；一名气门，谓气之门也；一名腠理者，谓气液出行之腠道纹理也；一名鬼门者，谓幽冥之门也；一名玄府者，谓幽微府也。然玄府者，无物不有，人之脏腑、皮毛、肌肉、筋膜、骨髓、爪牙，至于世之万物，尽皆有之，乃气出入升降之道路门户也。"刘氏认为，人体任何组织结构以至世间万物之"气出入升降之道路门户"均为"玄府"。大至皮肤，小至爪牙，皆有物质及信息内外交流的道路门户，这样，"玄府"就广义化而颇具现实客观性以及学术和临床价值。另外，刘氏认为，玄府不仅是气液通行的窍道，而且也是神机出入的门户，此乃对玄府生理意义的进一步发展。

除对"玄府"范畴和意义有独特的认识和理解外，"玄府气液"学术则是刘氏分析、判断火热病证机转的重要工具。不管外感所致火热之证，还是内生里热所致诸般病患，如《素问》"病机十九条"所云诸火热病证，刘氏认为，大多皆是阳气怫郁、不能通畅、不得散越、气液不得宣通所致。细读《素问玄机原病式·六气为病》之"热类"和"火类"两篇，文中皆有"腠理闭密，阳气怫郁""肠胃阳气怫郁""气液不得宣通""肠胃怫热郁结，而气液不能宣通""开发肠胃郁结，使气液宣通""郁结开通，气液宣行""热甚郁结，气血不得宣通""腠理致密而多郁滞，气血难以通利""因热而玄府郁结宣通，而怫郁无由再作"等如此之语；而于"火类"篇谈及"目眛"时，刘氏遂明确而比较完整地提出"玄府气液"学术，曰："若目无所见，耳无所闻，鼻不闻臭，舌不知味，筋瘘骨痹，齿腐，毛发堕落，皮肤不仁，肠不能渗泄者，悉由热气怫郁，玄府闭密，而致气液、血脉、营卫、精神不能升降出入故也，各随郁结微甚，而察病之轻重也。"故刘氏倡导于火热病证之治疗，需以辛开、凉散、寒泄、苦降、开窍、滑利等方药开通玄府郁结、宣通气液（包括气血、营卫、津精以至神机等）淤滞。刘氏于此两篇尚举以方药，药如甘草、滑石、葱、豉（对此四味，刘氏尤为推崇，曰："如世以甘草、滑石、葱、豉寒药发散，甚妙……因热服之，因热而玄府郁结宣通，而怫郁无由再作。病势虽甚，而不得顿愈者，亦获小效，而无加害尔。此方散结，无问上下中外，但有益而无损矣。"）、石膏、知母、黄芩、柴胡、栀子、茵陈等，处方如大小柴胡汤、各承气汤、茵陈蒿汤、陷胸汤（丸）、至宝丹、灵宝丹等。

河间刘守真"玄府气液"学术意义深远，影响巨大，对明清之季温病学术的形成大具启迪滥觞之功，为其奠定了理论基础。至今，独有识见之中医以其为指导用于一些温病瘟疫如传染性热病、内伤热证如糖尿病消渴等、其他津液代谢性疾病、病理因素郁淤瘀性疾患以及一些皮肤病、眼病等的临床治疗，效果显著。

"玄府气液"学术和后世成熟起来的"络病学术""膜原学术"构成孔窍、血络、膜系"三大组织学术"而"三足鼎立"。其中，"玄府气液"学术之病机着眼于各处"孔窍"闭密而热（邪）结不畅，治疗注重宣通，多针对火热病证；"络病学术"立足于各部深处

"血络"瘀阻不通，治疗注重活通，多针对久病顽疾；"膜原学术"立足于腐浊之邪郁结"膜原"而枢机不利，治疗注重达通，多针对温病腐秽结积之证。虽然三者治法方药各有所宜，然其治则大略皆为宣达邪浊、活通气血（营卫、津精、神机），皆以升降出入而大气流转、神机畅通为最终目标，此又不得不知矣。

我个人受刘氏启发，结合临床，把"玄府气液学说"之外延做了一定的扩充，把"玄府"之定位从"孔窍"推延至"府腔"，认为玄府不通除皮毛表气不透外，肺气郁闭、肺津不布，则为太阴玄府不宣；胆气郁结、三焦淤滞，则为少阳玄府不达；胃气不降，肠腑秘结，则为阳明玄府不通；膀胱经气不舒，水气不利，则为太阳玄府不畅。而"玄府气液学说"于治疗角度上的基本特征就是"宣达"二字。基于如此认识，临床上对于各类疾病，但凡证机属于上述各类玄府不通而致各类病理产物郁（淤瘀）阻者，不管有无火热之邪，余皆以"玄府气液学说"辨宜而治，效果可人。

另外，三焦玄府和三焦膜原密切相关，膜原为玄府之外膜，玄府为膜原之内腔。三焦玄府不通，久之则郁腐秽浊伏结膜原；邪伏膜原，则玄府因膜闭亦为不通。三焦玄府不通，多时短邪松；邪伏三焦膜原，多时长邪固。宣通三焦玄府，方药多质轻味淡，轻宣淡利，疗程较短；开达三焦膜原，方药多质重味浓，剔逐透拔。

【宣通升降治"狐臭"】一大学生，男，患狐臭。刻下双手掌发红，手心出汗，饮食可，二便调，舌暗红、苔白腻积腐，脉弦紧。狐臭之部位为腋下，属少阳经病，其臭味为少阳玄府湿热郁（淤）腐秽浊之气外透所致，此患证机亦合此理。

从中医角度，窃以为患狐臭者本先天少阳玄府不通、枢机不畅之人，而腋下乃少阳最疏松之处，故少阳玄府郁腐秽浊之气遂于腋下透发于外，此实为自体自调功能之表现。而西医手术摘除腋下腺体以治狐臭之法，当为堵塞封闭浊气外透之通道，既不治标又不治本，恐有百害而无一利。摘除了腋下腺体的患者，将来极有可能生发少阳经位积聚癥瘕之患。

自然界中但凡有污浊腐秽之地，论其因：一者本有产生源头而又荒于清理涤除，二为开阖不畅、风气郁闭不流通；而人体狐臭之患，其形成之机正同此焉。故治狐臭，正如涤除自然之郁腐秽浊，一者清理郁腐之物，于人体当为清热化湿除秽浊；二者，流通风气，于人体当为宣通少阳玄府并保持三焦升降出入之通畅。狐臭患者，于体质分型虽属先天特禀质，根深蒂固，但只要治法方药对路，医患坚守，假以时日，改变这个先天缺陷应该是有可能的。

病因、证机、治则既明，便疏以半个小柴胡汤（柴、夏、芩）合三仁汤化裁以进；交待患者，疗程较长，如无坚守之信念毅力，则取效于一时耳。2013-7-19 16:48

背着青春去修行的蟹蟹：老师您好！我想请问下柴、夏、芩加三仁汤的话，

那方的主体不就是三仁汤么？不用柴胡会有多大影响呢？并且去人参不能叫小柴胡吧？ 2013-7-19 21:24

负克强：不用柴胡就影响大了，药力就到不了少阳；方之"主体"不可仅以药味定，药量配伍、化裁加减皆可影响药功的走向；小柴胡去参、枣、姜是为了偏重于疏散通利，以防温甘蕴滞。2013-7-19 22:11

背着青春去修行的蟹蟹：本来想问老师小柴胡和少阳的问题，一想千家《伤寒》各有各的说法，就不讨嫌了。我个人理解《伤寒》中从未明言经络，不能从经络解，所以才怀疑柴胡的功用。2013-7-19 23:47

负克强：不能完全按经络解，也不能不管经络。《伤寒》六经是病位和证候（六类）表述，更多的是表述相络属的脏腑证候。从证候部位看，《伤寒》六经部位和《内经》经络有一定的同一性，而六经络属脏腑则是基本相吻合的。至于柴胡入少阳，恐怕不用怀疑。2013-7-20 08:58

背着青春去修行的蟹蟹：就还比如柴胡，如果仅认为与六经的少阳有关，那是否对于柴胡的功能有所影响？柴胡疏散热邪可以治疗呼吸系统的发热，推陈致新治疗消化系统，是否这样都用少阳来解释有些牵强呢？为什么不能以药物本身功能说话呢？ 2013-7-20 12:41

负克强：你说的有道理。但凡熟谙药物者，皆是根据药物这两方面的特征（即归经归位和性味功效）而灵活应用的。况且中医之少阳范畴，于西医则包涵诸如消化、呼吸、生殖、内分泌等许多系统。2013-7-20 22:54

T-DANZYF：我尿频，大夫说是阳郁，开的柴胡龙骨牡蛎汤，但是吃后感觉口吃。问先生不知道跟这个药有关系没？ 2013-7-19 21:59

贠克强：呵呵，有关系。可能龙骨、牡蛎镇敛太过。2013-7-19 21:59

贠克强：该患者来复诊，效果表现相当不错。患者言初期仅服 5 剂药后狐臭味即大减，手掌发红、手心出汗亦减，脉紧之态缓，舌苔积腐缩小。不巧的是，患者后因受外伤而停服中药。但有失有得，在停服中药将及一月里，正有利于临床观察效果。患者自诉，虽然停服一月，但效果一直保持至今。此又是余始料未及的。2013-8-16 11:03

【凉束阳郁秋感证】一女，感冒西治数天不效，头愣，鼻塞清涕，咽痛口苦，干涩欲饮，无汗觉冷，不欲食，舌暗红苔白，左脉紧缓，右脉略滑紧躁。显为秋凉外束，玄府气液不通，阳郁燥生之秋感证。处以杏苏散合葱豉汤加减化裁：苏叶 9g，豆豉 9g，葱白 4g（段），辛夷 9g，桔梗 9g，杏仁 9g，前胡 9g，枳壳 9g，牛子 9g，连翘 9g，芦根 24g，茯苓 15g，炙草 5g。1 剂愈。此非感寒热，当秋凉外束也。

2013-10-29 18:08

贠克强："感冒"和节时密不可分，不可皆以风寒、风热论定，须参合节令运气而辨治。即如此证，处于深秋，故其辨紧扣一个"凉束"，其治抓定一个"宣气布液"，方药已非单纯外感之剂矣。2013-10-29 18:22

晓蕾的晓晓蕾的蕾：乃杏苏散与银翘散合方并加减，凉燥苏梗理气解表，阳郁豆豉宣发郁热，葱白助苏梗散寒兼通阳，辛夷助解表兼宣通鼻窍；桔梗主升，杏仁主降，前胡专入肺经降气，枳壳主降，四味药共同宣通肺气；牛蒡子、连翘为阳郁咽痛而设，芦根清郁热兼生津。茯苓主脉滑？还是杏苏散里的二陈汤去陈皮、半夏，剩下茯苓、甘草？ 2013-10-29 21:04

贠克强：方解比较精当，基础好。只是脉滑而紧，乃阳郁生热之象，解郁散热，滑紧即消。茯苓于此方主通胃阳。2013-10-29 22:26

有琴舒歌：叶氏治感寒，惯用杏仁、桂枝、茯苓、生姜。似亦借茯苓通阳之功。

摩诃般若心行录：阳郁生热，里热外凉，燥气横行，秋气本是如此。申时燥气极盛，解表散郁是其一，我取升麻，金银花；清内热也重要，我取黄柏清大肠热。正好这几日我得了这燥病，口干欲饮，肛门热胀，眼睛发热。自己治疗，已验有效。2013-10-29 23:28

摩诃般若心行录：经曰，金郁泄之，解表、利小便也。仔细研究，贠老师的方子，符合"解表、利小便"原则：连翘、牛子、豆鼓等解表，茯苓利小便。我之前所用金银花过寒，解表不力。黄柏清热只能治标。金郁治法妙在疏导，略有领悟。这个金郁的季节，这个原则应该很受用。2013-11-1 00:15

【阳明风燥，玄府不通，唇周皲痒】一孩童，唇周一圈色黯皲裂、界限分明、发痒起屑两月，历中西数医乏效。刻下除上述症外，尚唇红，舌淡暗有红点，苔薄白，脉略滑数。唇周乃手足阳明经回环之处，此患显系阳明风热燥胜，玄府气液不通之证。治以宣通阳明气液，生津润燥，祛风复损。僵蚕、蝉衣、姜黄、杏仁、防风、荆芥、麻仁、生地、乌梅、木瓜、前胡、生草，水煎服。5 剂而痒止皲愈。

2014-1-3 18:07

摩诃般若心行录： 今年燥病偏多。请问方中乌梅是什么用意？2014-1-3 23:04

负克强： ①味酸，防疏散太过，为疏中有敛之意；②合甘草酸甘化阴以润阳明之燥；③合木瓜缓肝通络泄热。2014-1-3 23:39

【滋阴宣郁除夜咳】男，夜咳多年，经医众然效不显。体壮实，夜咳受凉尤甚，痰少，气短胸闷，舌红苔白而干，脉略滑。证乃肺阴素虚，夜则肺敛，阴虚气郁，玄府不通，肺热随起，遇凉则敛郁加重，故夜咳不休。治宜滋阴、清肺、宣郁，通玄府气液，疏以沙参麦冬汤加麻黄、杏仁、枇杷叶、前胡。服4剂而咳止症消，继以原方化裁以彻除证机。2014-8-16 12:06

【化痰热，达气津，疗顽燥】男童，鼻干便秘多年。观前医处方，大抵润肺滋降或清肺通腑之治，皆不效。视其舌淡苔白腻透黄，切其脉滑略躁。显系痰热郁肺、肺肠玄府皆为不通、气津不达、表里（肺肠）皆燥之证。除润化痰热、宣肺肃气、通府布津非其治也。乃疏浙贝、瓜蒌、花粉、桔梗、杏仁、橘络、茯苓、玉片、辛夷。5剂症减，15剂症消不复犯矣。2015-2-9 18:24

智勇 _ 无双： 想再请教前辈关于阴虚和燥的鉴别。两者看似相似，但治疗起来完全不一样。我曾思考过，但觉得无法说服自己，想听前辈高见。2015-2-27 12:51

负克强： 阴虚就是阴津精血缺乏，而燥既可以是阴虚所致，也可以是邪阻津布所致，也可以是阳虚气虚而气化不及所致，也可以因气机降敛所致（如秋燥）。2015-2-27 15:30

【感冒 10 年一湿温】 妪"感冒"10 年，冬夏皆厚衣巾帽，见风即咳痰泡沫，中西遍治无寸功。素潮热兼低烧，头晕眼花，心悸气短，口干不欲饮，尿频便干，舌青淡齿痕，前舌有裂纹，苔白腻，舌前泛黄，脉滑大。西医诊断血压、血脂高，早搏，颈动脉斑块，免疫力低。

　　参合舌脉症乃知，10 年感冒乃湿温浊邪，伏结膜原，上遏心肺，下结阳明，脾约胃燥；痰热阻津，郁压奔突；清阳不升，浊阴不降；表里不畅，营卫失和，致太阴少阳阳明之玄府气液皆为不通。证机既明，治则了然，方药自出：柴胡、法夏、黄芩、僵蚕、蝉衣、郁金、生军、杏仁、杷叶、菖蒲、麻仁、枳实、荷叶、牡蛎、花粉。细审，乃半个小柴胡汤、升降散、麻仁丸合而加减化裁所成矣。服10 剂复诊，言遍身漐漐有汗，诸症大减。2015-2-11 17:32

Saw 斯基： 湿与热结，总以宣畅三焦为务，俾上焦宣发肃降如雾露之溉，中焦升降斡运如沤沼之池，下焦蒸腾流注如决渎之渠。三焦气化畅快，则水津布如常，卫分自然开泄，以遍身至四末微汗漐漐为度——此非吾之所得，乃赵老心悟，故不敢私之。赵老心为后学，而直披其不传之秘，其德乃大

矣。余深为折服。2015-2-11 23:51

Saw 斯基：药后微汗出从头至颈胸，乃邪透之标志。此后数诊，皆宗此法进退，终至汗出至下肢，乃断其三周退热，果不其然。先生常曰：治湿温症，必得让汗遍及周身，至双脚趾缝中亦似潮润，斯为邪透尽之征。若误用寒凉滋腻，则湿邪愈盛，邪不得出矣。湿温虽禁发汗，然必得汗出，乃得邪解（《赵绍琴临证验案精选》）。2015-2-11 23:52

【宣降疏郁通便秘 】青年女，便秘不畅、3～4日一行、腹胀者半年余。刻下口不干渴，小便利，乏力，不欲食，总有饱胀感，舌淡苔薄白腻，脉滑、关略沉。脉症合参，不欲食、饱胀感、关脉略沉者，当木土郁滞、中运不畅也；小便利、口不干渴者，无伤津或水饮内遏之候；乏力者，中气不济之症；脉滑者，郁热之象；便秘不畅者，气机郁滞，玄府气液不达，大便失降失润所致矣。故此证机，乃木土郁滞，升降失宜，气液不达耳。

治宜疏木土、畅升降、散郁热、达气液、通玄府，疏以升降散合四逆散化裁加减：蝉衣9g，僵蚕3g（末服），姜黄9g，生大黄9g，杏仁9g（捣），当归12g，生芪20g，柴胡8g，炒枳实9g，莱菔子9g（捣），大腹皮9g，炙甘草5g，水煎服。

患者服10剂后，大便通畅，1～2日一行；饮食佳，其他各症亦消。再一月后，电话随访，言便秘未犯，身心舒畅。

大要精义

一、天人合一

"天人合一"是金标准

中华传统哲学有三个基本命题，即天人合一、知行合一、情景合一。其中"天人合一"是根本，也是中医学的主要源头。其实，不光中医学，"天人合一"是衡量人类活动包括"科学技术"是否具有真正科学性、持续前瞻性以及是否贴合人类生态化的金标准。顺应天道者昌，逆反自然者亡。2014-9-14 23:55

赤脚小鬼：很多中医师很强调"天人合一"。莫非天法地，地法天，天法道，道法自然？ 2014-9-27 16:06

阴阳的本质

阴阳，是中国传统哲学的基础和源头，其思想应该源于上古伏羲氏"始作八卦"时代，因为"阴阳"又是八卦的基础和源头（我不认为"阴阳"源于《周易》，起码其意义不源于《周易》）。

阴阳，就是把自然宇宙所有的事物和现象（包括"无形"之各种意识、意念、精神、信息等），根据其属性的相对性而一分为二。二者对立而统一，相互促进，相互制约，其动态平衡化育了所有运动着的事物。

阴阳，均是相对于特定体系而言。阴阳，既代表两个相互对立的事物，又代表一个事物内部两个相互对立的方面。

阴阳学说认为，自然宇宙既存在有形的物质，即形而下之"器"；又存在无形的"超物质"，即形而上之"气"。气为器之初，器为气之聚。

其实"阴阳"于未分之前就是"一气"的状态。这个"一气"就是"自然大道"（即自然规律）的产物，乃自然之"元气"，也叫"原气"，此即老子所云"道生一"。"一气"分"阴阳"，则是"一生二"也。

阴阳学术如只在"器层面"认识和实践，就不是完整的阴阳学说，阴阳学说的高端在"气层面"矣。当下较为一致的认识是，"阴阳学说认为世界是物质的""是我国古代的唯物论"，这个认识就把阴阳学说局限于"器层面"了。

阴阳的交融态

从属性的相对性而言，所有事物以特定体系为参照，皆分阴阳两种状态，但阴阳之间还应有个"交融态"方为全面。这个"交融态"，是阴阳"冲和"交融的一个"平和态"，不阴不阳，亦阴亦阳。这个"态"相当于太极图两极之间的交融线。老子曰："万物负阴而抱阳，冲气以为和。"这个"冲气以为和"之"态"当是"交融态""平和态"。

阴和阳的"交融态"，便是"二生三"。对这个"三"的解释自古至今可谓五花八门，其实这个"三"不是指三种状态，而是特指由阴阳交融形成的第三种状态，即阴阳对立而统一于一体的状态，阴阳的"交融态"方能化育万物，此便是是"三生万物"耳。2014–1–16 22:18

五行的本质

　　在中华传统哲学中，"五行"是构成自然万事万物的五类基本物质及其各自的运动状态。自然万事万物均是由"五行"及其化合或衍生物构成。行者，运动也。五行，亦可称作五类运动的物质和物质的运动，故为动态概念。名木、火、土、金、水者，乃古代思想家因当时这五类具象物质及其联系和运动是最基本的，最能高度代表上述意义。

　　五行，是对阴阳学说的补充，而更为具象。当然，五行之间，亦互为化育和促进，互为制约和平衡。万事万物，如二分法则为"阴阳"，多分法则为"五行"；然阴阳中有五行，五行中有阴阳，互涵互化。

　　有必要再探讨一下"五行"的渊源，因为这是个有争议的问题。

　　当下较一致的看法是，"五行"最早源于古典《洪范》。传统认为《洪范》的出现在商周之际。原因是周灭商后武王访箕子垂询治国之道，其对话形成现在流传的《洪范》。而有人考证，《尚书》中箕子自己说："我听说从前，鲧以堵治洪水，违背了'五行'的规律。上帝震怒，不赐给鲧《洪范》用于治国安民。鲧被流放而死，禹继承兴起。上帝就把《洪范》赐给了禹，用于治国。"箕子言《洪范》是舜传给禹的，自己只是转述。《尚书·甘誓》也提及五行："启与有扈战于甘之野，作《甘誓》。"称"有扈氏威侮五行，怠弃三正"。启是大禹的儿子，开创了夏朝，表明夏朝初年，"五行"已是一个人尽共知的名词。

王国维在《殷周制度论》，赞成《洪范》非箕子所作，谓"洪范九畴"是帝锡（即赐）禹者，而箕子传之矣。因其为治世之道，非俗世关注之物，箕子乃王室公子，从小接受教育，当是知之。可见《洪范》至少在舜帝时期即以成章，作为帝王治国典章固定流传下来。这也把"五行"的出现时间向前推进了。但《洪范》在舜帝之前的情况，且为谁所作，则有待进一步考证了。

天人合一，人类作为自然的一员，"阴阳五行"规律同样是人体之生命现象及其健康问题包括生理、病理和诊治的主导规律。2014-1-16 21:48

浩灏荡荡：我以为是能量转化的五种代表性状态。2014-1-16 21:52

匿墨：从哲学角度讲，从"五材"到"五行"是一个倒退。如史伯提出："以土与金、木、水、火杂，以成百物。"（《国语》）子罕说："天生五材，民并用之，废一不可。"（《左传》）五材相互作用形成了丰富多彩的物质世界，"和实生物，同则不继，以他平他谓之和""若以同裨同，尽乃弃也"（《国语》）。而五行则固化了物质的属性，虽然总结出了一套生克乘侮的规律，但使得这个世界过于乏味了。特别是到了汉代，谶纬之风盛行，什么东西都往五行上套，又太穿凿附会了。五行和五脏配合还有点道理，到六腑就比较牵强

了，其他的很多套用五行的东西，我看牵强附会的成分还多些。2014-1-16
22:03

三阴三阳和自然与人体脏腑对应关系的由来

周易和道家之学认为，自然万物根据属性的相对性皆可分为阴阳两类。依《内经》，阴又分三阴，依次为一阴厥阴、二阴少阴、三阴太阴，从一到三，阴气递增；阳又分三阳，依次为一阳少阳、二阳阳明、三阳太阳，从一到三，阳气递增。此即《内经》所言"气有多少异用也"。

依《内经》，三阴三阳和人体五脏六腑的对应关系为：厥阴对应肝，少阴对应心肾，太阴对应肺脾，少阳对应胆和三焦，阳明对应胃和大肠，太阳对应膀胱和小肠。整体来看，三阴对应五脏，三阳对应六腑。

那么，三阴三阳和自然与人体脏腑的对应关系是怎么确立的？

不管是自然天地，还是人类机体，大凡正气（真气）或气机运化的物质基础或载体事物乃属于阴，而运化的动力或运化的通道乃属于阳。

以此角度而言，自然界中之天、地（水）、太阳、月亮、风（空气）等则属于阴。而其中天地最大，故为太阴；日月次之，故为少阴；风又次之，故为厥阴。

天人相应，自然之阴对应人体之五脏。肺为华盖居上膈，位最高，体清虚而和天气相通，故对应于天；脾居中焦，化生水谷精微，五行属土，故对应于地；心居双肺之中，位居君火，命门居两肾之中，位居相火，二者上下呼应，煦照全身，为机体功能之原动力所在，故同时对应于自然之太阳；肾属水，其体和心火命门相对，为其所主之精血以及女性月信和月亮之圆缺息息相关，故肾对应于月亮；而肝五行属木，则无疑对应于自然之风。这样，肺脾即为太阴，心（命门）肾即为少阴，肝即为厥阴。这样，三阴和自然与五脏的对应关系就确立了。

"自然正气"以上述"物质"（即天、地、日、月、风等）为基础于天地之间气化、代谢、转换的能量通道无疑就是"阳"了。当然这个"阳"在自然中是无形的。其中水气之气化能量通道（水通道）最大，故为太阳；谷蔬生长成熟的气化能量通道（谷通道）次之，故为阳明；火气之气化能量通道（火通道）又次之，故为少阳。当然，所谓水、谷、火通道者，并非绝对，水通道亦有火之气化，火通道亦有水之气化，只是各有偏重而已。

同样，自然之阳对应于人体之六腑。根据三阳之功能定位，无疑，人体之膀胱和小肠（泌别津液）对应于太阳，胃肠对应于阳明，胆和三焦对应于少阳。这样，三阳和自然与六腑的对应关系也就确立了。

这便是三阴三阳和自然与人体脏腑对应关系之由来。

需要引起注意的是，通过以上论述可知：阴者以体名，如自然之天、地、日、月、风和人体之五脏，但这些事物更有阳用的一面；阳者因用称，如自然之气化通道和人体之六腑，但这些事物亦有体阴的一面。体阴而用阳，此之谓也。

人和自然融通亦是健康的一大要素

人类健康的要素，当下的医学界已经从身体、心理、社会、道德等方面进行了总结，但余总觉还缺少一项重要因素，就是作为个体是否和自然融通相应。如果一个人绝大部分时间困在钢筋水泥混凝土中，其身心和自然隔阻，不能和自然息息相通、心心相应，则这个人恐怕也是不健康的。人之心身要和自然融通，就要时时"亲密无间"地投入到自然的怀抱中，和天地"共呼吸"，感应和体悟自然的律动、太宇的永恒、天地的造化、时序的更迭、万物的应变，更让自己的身心、行为跟上自然的步伐和节拍，让自身"融入"到大自然，成为大自然的一员，这时你才能感觉到生命的意义。2014-3-23 23:47

春、风、虫、性

表面看，此四者风马牛不相及，但结合自然，四者却有内在联系。自然界中，冬去春来，春风融融时，蛰虫便复苏而生，接着大多虫子或动物就到了发情期，便交配而孕育繁殖。繁体字的"風"中有"虫"，俗言男女不正当性关系为"嫖风"，常言"春宵""春情"亦与"性"有关。细思悟，这四者之间的联系规律，对一些中医学术和临床问题不无帮助。2013-7-22 18:15

曦曦然：中医称精子为"精虫"。老师的这番联想，让我想到治疗性冷淡的疾病时，应为患者营造一种"春风和煦、温暖升发"的机体"内环境"，肝气条达，添精而不阴寒滋腻，温阳而不燥烈。2013-7-22 18:47

化冰为水：补充一个。春，为动，也有"蠢蠢欲动"之说。联想到地龙（蚯蚓），还有水蛭，皆为虫，克不动之瘀。2013-7-22 19:36

中医之"神"亦同此焉

《易经·说卦》云："神也者，妙万物而为言也。"《荀子·天论》

云："万物各得其和以生，各得其养以成，不见其事而见其功，夫是之谓神。"《孟子·尽心》云："所过者化，所存者神，上下与天地同流。"可见儒家之"神"和道家之"道"一也。中医之"神"广义者亦同此焉，实乃自然和人体的"生生之气"耳。中医言"独立守神"，其义深广。 2014-2-17 12:23

满月之夜对机体的影响

新华网载文言"科学证实，满月之夜人类易心情烦躁，难以入眠"，机理是"月球对地球的引力"变化引起"地球磁场的改变作用于人体的神经和细胞，则能使生理和情绪发生某些变异"。虽是"科学"的解释，但含糊笼统。那么，从中医角度而言，这是什么原因呢？

月是自然之大阴，对地之潮汐、对人体之阴尤其是女性之血有较明显的影响。月缺月圆，潮落潮涌。应于人体，月缺则血静，月满则血溢，溢则肝旺。肝旺血涌，则神魂激动，进而可影响到情绪和睡眠，而女子自有月信之变。昨天中元，月圆加月近，超级月亮，既亮又大，对有些人的影响则可能更加明显。2014-7-21 18:16

现在的孩子为何无免疫力

原先农村孩子是"放养"的，整日生活玩耍在一个"半净不净""正邪相间"的天地间，无拘无束，通接地气，和自然气候、自然存在的"不净"物质和谐共处，故免疫抵抗力好；可当下孩子是"圈养"的，不接地气，机体基本"不认识"外界风寒及异物（如细菌等）为何物，何来免疫？2014-12-15 11:35

逼近嘴唇：贠老师之言，感同身受。我的小孩就这样。2014-12-15 19:53

绝不可悉听尊便

黄元御曰："人与天地相参也。阴阳肇基，爰有祖气，祖气者，人身之太极也。祖气初凝，美恶攸分；清浊纯杂，是不一致；厚薄完缺，亦非同伦。后日之灵蠢寿夭，贵贱贫富，悉于此判，所谓命秉于生初也。"初生元气之美恶、清浊、厚薄、完缺可影响到日后之健康命运，此没错，但绝不可悉听尊便矣。2014-10-17 23:48

二、对立统一

"对立统一观"思想是中医学术中的自然法则

1. "一气周流"的意义以及与"对立统一观"的关系

中医"一气周流"学术，源于中华传统哲学中的"气一元论"宇宙观（如《河洛原理》云："太极一气产阴阳，阴阳化合生五行，五行既萌，随合万物。"）其实，《内经》于一气周流观早就有不同角度的论述，在此就不一一列举了。

清代黄元御对"一气周流"理论有较大发展，其要点是：左升右降，中气斡旋，如环无端。这个表述虽简洁通俗，但较笼统单维。窃以为，"一气周流"应该有四类动态模式：一是阴阳之气于各脏腑系统间功能协调过程（功能态）中的接续往复，即"脏气流转"；二是生理物质如气、血、精、津液（物质态）在经络（包括正经、奇经）、脏腑间的流通循环；三是包括五志（神、魂、魄、意、志）在内神机活动之游藏出入（神机态）的畅通无碍；四是天人间气化信息（信息态）的感应通合。

不难理解，人体健康的关键是一气周流，而一气周流的基础应该是机体"内生态"的动态平衡。内生态者，乃机体生理物质、结构机能以及心神情志等共同形成的体内生命状态。只有内生态中各类阴阳物质、能量和机能保持运动中协调、协调中运动，即动态平衡，一气周流才能畅通无阻。而内生态的动态平衡，是由机体多维多向的阴阳对立统一状态来实现的。

2. "对立统一观"的基本概念以及和人体的基本关联

或许有人说，"对立统一观"不是哲学概念吗，怎么和中医扯上关系了？我个人认为，"对立统一观"和中医理论与临床密切关联，不可分离，具有非常重要的意义。或许有的同仁日用而不知。那么，我们有必要先温习一下什么是"对立统一观"以及在中医方面的体现。

对立统一规则乃自然规律的根本。从一个角度而言，所谓对立统一观，就是任何一种运动、一种事物皆是由一维或多维对立方向上的物质和能量共同协调作用而形成的。其中，一个方向上的物质和能量为运动的主要方面，另一方向者则起"支点"或制约效应，二者缺一不可，才能保持正常运动的协调平衡，即动态平衡。

作为自然宇宙中的一员，人类机体的构成和生理运动，同样适合"对立统一观"这个普遍规律。正如上所述，人体生态中的表里、气血、身心、温凉、虚实、升降、出入、结构和功能等以及机体和自然等各类阴阳元素的对立统一，才构筑了人体生理健康状态。

举一反三，人体之病因到病变以及病理过程中，无不是"正邪"双方对立统一作用的结果，而中医治疗过程，亦正是方药（还有其他治疗方法）和病证之间、方剂中各药物之间对立统一作用的过程。因此，我们中医学者和医者，需把对立统一观自觉运用到学术研究和辨证施治过程中。在诊断上，可知己知彼，从机体自身和外部因素、正气机能和病理因素的相互作用中考察病理机转、来龙去脉；在治疗上，可精准把握"反激逆从"、相反相成之效应，发挥正能量，适当利用反作用力，以促进和加强治疗效果和效率。这样，辨机施治既显"毫发毕现"之细微，又有"登高望远"之开阔，故而在诊治术略上均可升华到一个新的高度。下面着重谈谈"对立统一观"在中医治疗方药方面的体现和运用。

3."对立统一观"于中医方药中的常规体现

"对立统一观"于中医方药中的体现主要为：一个方剂由各类或多维相反方向上的药物共同组成，但有些方向者为主要组成，有些方向者为辅助部分（或者相反方向的药能势均力敌，无主次之分），恰当处理方剂中这些相反药能的对比度，使方药功效达到最大化（这里的药能者，指的是药物气味功效以及性能方向的总和，其方向包括温清、补泄、升降、出入、动静等）。

"热者寒之，寒者热之，虚者实之，实者虚之……"等等，这类常规意义上的对应治法，只是药证（症）、方证之间最直接的模式，应该是"对立统一观"于中医治疗学上的初级模式。另外，在常规辨证论治中，如因病证本身同时存在寒、热、虚、实等多维相反方向上的病理因素，而不得不在方药中同时运用相反方向上的药物者，则是"对立统一观"之被动应用，应为其被动模式。

"对立统一观"用于方剂中的作用定位，于当下中医界而言，有者曰以防矫枉过正，有者曰以防药证（症）格拒，有者以"反佐"强效之名，有者以"诈使"引导之意等。在大多数中医人心目中，此皆属非常规手法。窃以为，"对立统一观"于治疗方药中的贯彻，其形式和意义，应皆远远超出这些范畴。我们应该视其为普遍意义上的规则来理解和运用，也就是说不管是否有无相反方向上病理因素共存的复杂证机，我们皆应该恰当贯彻这一普遍规则，这应该是高级模式的对立统一方药观。

4. 高级模式的"对立统一方药观"

高级模式的对立统一方药观，是在常规辨证辨机论治基础上，根据证机恰当而巧妙地在处方中运用单维或多维方向上、主次力量对比适宜的正反药能，相反相成，以使治疗效果最大化。此正如对口相声表演艺术是由逗哏和捧哏两个角色共同完成，逗哏虽然承担主要任务，但如果缺了捧哏在相反方向上的铺垫、衬托和引导等艺术手段，则相声表演就不会有令人满意的艺术效果。

前面谈过，一个好的处方中正反方向上的药能及其所针对病理因素，是多向多维的，虽一言可蔽之为阴阳，但可分为汗敛、吐下、温清、补泄、升降、出入、正邪、表里、气血、营卫、寒热、虚实、轻重、清浊、厚薄、标本、天人以及整体和局部、静守和流通、兴奋和安静、内敛和疏伸等等，不可尽言。而在具体运用时，则需通盘考量病证机转，充分利用这些多维角度的对立而统一之效能，且力量对比适宜，使方证、方机更为贴切，如最终能达到丝丝入扣、了无痕迹，而效果卓著，便是化境。

仲师经方中可谓处处蕴涵着"对立统一观"思想，其运用境界可谓炉火纯青。我们最应该首先从经方中领悟、理解和挖掘这方面的思想和精神，并化为我们临床实践的"源头活水"（可参阅本书"经方钩沉"之"经方中的'对立统一观'思想"一文）。

5."对立统一观"在温病方和时方中的体现

温病方如杏苏散、升降散、三仁汤、白虎加苍术汤、清燥救肺汤、青蒿鳖甲汤等，其他时方如防风通圣散、祝氏过敏煎等，亦皆为如此之名方，亦皆含多维对立统一之药能。时方中值得一论的是补中益气汤加枳实方。补中益气汤本是李东垣为治劳倦内伤、气虚发热而创，属甘温除热之名方，而后世多以之治脏器下垂（脱）病如胃下垂、脱肛、子宫脱垂等证属中气虚亏、脏气下陷者。但单以补中益气汤原方治疗胃下垂，有见效者，亦有效不佳者。医者常因胃下垂患者多有胃脘痞坠感而于补中益气汤原方加枳实一味，结果不但症状消除较快，而且胃下垂恢复效果则更为显著。我个人在初上临床时就经历了这样的事实：当时治一位经西医诊断为胃下垂的中年妇女，初始即用补中益气汤原方，但效果不尽人意。患者疲乏体倦、气短懒言、食少体瘦、舌淡苔薄白、脉略弦大按之虚，明明就是中气虚亏吗，但为什么效果不显？经反思就发现问题了，原来由于自己经验不足，诊治中只关注到中气虚亏这个主要矛盾，而未兼顾到患者尚有"胃脘痞坠"这类虚中夹实的表现。于是，二诊时遂治以补中益气汤加枳实，患者服 5 剂便获显效，各种症状大为改善。以此法治疗一个多月后，当时经 X 线钡透检查，患者胃下垂恢复。后来遇到同类患者，不管有无邪实之候，余皆以补中益气汤加枳实（因证情不同、个体不同，加枳实的量也有不同）而取得令人满意的效果。究其因，补中益气汤原方除一味当归润养和血、一味陈皮行降理气外，其余六味皆为温补升提之品，相对于中气不足或气虚发热等"无形"之证，这个程度的对立统一之药能就足够了，但对于中虚土陷、脏气脱垂这样的"有形"之病，则补中益气汤补气升提之力缺乏坚实的"着力点"。如在方中加一味枳实，虽是直接针对"胃痞"这个症状，但其性寒苦降开结之功，正使温补升提之主力有了坚实"着力点"，能使上大劲，故效果卓著。

6. 如何在临床诊治处方中自觉贯彻"对立统一观"

在深刻领会了"对立统一观"精神实质的基础上，才能主动而自然灵活地贯彻运用这个思想法则。

为了帮助更全面、更深刻理解这个思想，不妨再举两个现实中的常见例子。第一个例子是，人体在自然中要自由行动，除自身具备可以行动的条件外，还有一个必备的要素，就是人体一定要有重力。但这个重力须要和行动的动力保持相对的平衡关系，行动才能自由而协调；如重力太大（超肥胖）或无重力（失重状态），则行动必然受限。第二个例子就是，要把一张薄纸片扔到一个指定位置，如不做特殊处理，这个任务的完成就有难度，但如在纸片中特意包进一个小石块，则完成任务就不是问题了。当然，这个小石块的大小重量也要恰当适宜。这两个例子要说明的道理，如上升到哲学高度，就是"对立统一观"思想。对立促成和谐，统一内涵对立，"和而不同"，此乃超越了日常思维和经验认识，是正确观察、认识事物和解决问题的有效途径。

强调把"对立统一观"自觉贯彻到临床诊治处方中，不是为贯彻而贯彻、为运用而运用、为体现而体现，更不是相反方向之药物的简单配对和叠加，而是须以患者个体体质及其病证机转为着眼点，以辨证论治为基础，以提高疗效为最终目标。离开患体、病证、病机以及辨证论治，而在处方中孤立地构筑对立统一之表面形式，则毫无学术价值和临床意义。

那么，在临床诊治处方时如何具体运用对立统一规律呢？

肯定不是相反方向之药物的简单配对和叠加。

再举例说明。如果一个患者患有顽固或慢性热证，就须以清泄或清降方来治疗，但如方中皆是清泄药或清降药，则这个方子就完全是一个药能"一边倒"的方子，或许有一定效果，但在效果显隐、疗程长短、远期效果、当下或以后有无不良反应和后遗症等方面，这样的处方则有局限而缺乏优势。如根据病机证情在方中适当适量加进一两味温宣或温散之品，则这些局限或"短板"以及不希望出现的结果，就可以避免或预防。至于需要加什么样的药、剂量怎么把握，如前面所谈，则还要结合患者个体、病理特点、病证部位、病程长短、正邪对比、病邪松固以及是否兼夹其他病理因素（如郁、湿、痰、饮、瘀等）等。继续举些直观简单的例子说明：如果某病经辨证属上焦肺热，而见咳逆胸闷内热、咽痛口干、鼻出热气或鼻衄、舌前红、苔腻透黄、脉浮滑以两寸为甚时，则治疗基础方可以选择泻白散（地骨皮、桑白皮、甘草）。此方中甘草（用生甘草的话）甘凉，二皮皆寒肃之性，若再稍加一味温宣之品，如数克生姜，则因生姜入肺经又有温散之性，使全方寒中有温、降中有宣、清而不凝、肃而有度、动静适宜、反激逆从，这样效果显著而无寒凉伤正之虞；如果肺热郁闭、扰及心神而见躁烦懊恼者，则泻白散可合栀子豉汤，这样全方既有泻白散清降泄热之重，又有栀子豉汤宣郁除烦之轻；如果患者素有伏寒于肺，则宜于方中稍加细辛或干姜一味，这样细辛或干姜温通辛散，一来可防寒凝之剂紧缩伏寒，二来使全方灵动不呆，而更有利于邪热之散。如果患者肺部素伏老痰，则可于方中加海藻、海蛤壳两味：一来，此二味咸化软散以消有形之痰，原方寒肃之剂以清无形之热。二者相激相荡而驱邪功著；二来，海藻、甘草二药属相反（十八反）之品，二者于此亦反激逆从

221

而化痰力宏。如患者兼有胸满胀略喘者，则可稍加厚朴、杏仁，效果较之加凉性理气药恐更胜一筹且无凉遏之虞；如患者素有肺瘀之证而当下无血热者，则可加桃仁或姜黄，较之加寒性化瘀药，功著而无凝血之弊；再如患者肺热郁闭而喘甚者，则此方可合麻杏石甘汤，这样即集寒温、宣肃（降）、轻重、动静等多维方向对立统一之药能于一方，效果自是无疑。如此等等，不胜枚举。

然而，对证机复杂或慢性顽固或癥瘕积聚等病证，尤其是证机中存在多重矛盾因素时，"对立统一观"于方药中的贯彻运用就不是如上较为单向、单调，而是多维角度上的，如常同时涵蕴补泻、升降、温清、动静、表里、标本等多对"对立统一"药能于一方。辨证论治和药物掌控功力较为深厚、临床经验较为丰富，更重要的是能深刻理解、广泛领会"对立统一方药观"的医者，则自可举一反三，融会贯通，圆机活法。

"对立统一观"于方药中的运用形式，有运用本身即具如此配伍特征之成方（一些经方或时方）者；有以成方为基础而化裁加减者；有结合个体病证而自组方剂者；有以传统"十八反"或"十九畏"中之相反或相畏药对（如海藻和甘草、人参和五灵脂、半夏和乌头、瓜蒌和乌头、贝母和乌头等）加于方中者；还有医者自组"药对"于方中者，可谓"异彩纷呈"。

7. "对立统一方药观"的学术价值和临床意义

不少中医大家在处方时非常注重对立统一效能的运用和实践，

只是没有作为常规的普遍的指导思想而提到重要的中医哲学方法论高度而已。岳美中先生强调用药须动静结合，山西已故名中医门纯德先生治疗神经衰弱久久不寐之证，经用养阴、安神、镇静方药效微者，则适当加益桂附一类兴奋之品，而效果遂显。此皆对立统一之药能的生动体现。善用"对立统一药对"出神入化而值得一提的，是民国京城"四大名医"之一的施今墨。"施氏药对"名震医界，其弟子有专著总结提炼，大家可以参阅学习，这里就不列举细述。需要指出的是，其药对组成法则是一阴一阳、一脏一腑、一气一血、一寒一热、一升一降等而表里兼顾、虚实合参，体现了开阖相济、动静相随、升降相宜、正反相激的用药艺术，将中医"阴平阳秘""以平为期"之博大智慧表现得淋漓尽致，其实正乃"对立统一观"思想于其方药中的生动展现。

至于相反方向药能之力量对比，还是因人、因证而定。一般情况下是不对等的，甚而对比是悬殊的，而有的则旗鼓相当（如正邪力量或各类相反方向上的病理因素"比重"相当时）。需要强调的是，相反方向之药能的"对立统一""动态平衡"不是单纯指其于处方中的对比体现，而是针对相反之药能在治疗特定患体和特定病证过程中的最佳"对比力量"而言，离开特定患体和特定病证而单纯考量一张处方中一对或多对药能或整个方剂的"对立统一"和"动态平衡"，则也是毫无意义的。

可见，"对立统一方药观"是以辨证论治为基础而行之有效的方法论，又是常规辨证施治的发展；在临床实践中，其贯彻运用须时刻以特定患体和特定病证为考量对象，而调治效果的提高则是最终目标。

"对立统一观"思想虽是经方以及后世一些医家于方药中贯彻的法则之一，但现代作为一种规则在哲学高度明确提出、下功夫研究总结者较少。故"对立统一方药观"在中医学术上的提出和研究，在临床运用中的实践和总结，应该是对包括经方在内古今不少医家之如此思想在方法论角度或哲学高度上的提炼和升华，应该具有高境界的中医学术价值和临床意义。

附：处方遣药需遵循阴阳对立统一规律

清末浙江名医金子久"声振南北"，曾治一慢性泄泻患者，正治之法总不见效。后患者求治于杭州名医莫尚古，三剂而愈。金氏索其方观之，方内竟有肉苁蓉、麻仁等滑润之品，乃反佐之法，叹曰："莫先生我不及也。"后遇此等疾患，仿莫氏法亦获良效。此实乃"对立统一"之道耳，常规也！

宋徽宗因食冰过多而致下利，太医以理中汤治之不效。传名医杨吉老诊治，仍治以理中汤，然唯施以冰水煎药，徽宗之病霍然而愈。无他，还乃"对立统一"之道耳！

天士叶桂曰："遗症固涩下焦，乃通套治法，想精关已滑，涩剂不能取效，必用滑药引导，同气相求，古法有诸"、"汗泄精遗，理应固涩，但先哲涩固之药，必佐通滑，以引导涩味，医知斯理者鲜矣。"故其常于固涩剂中加茯苓、泽泻通滑之品，确非一般手眼。然一言以蔽之，亦"对立统一"之道耳！ 7 月 14 日 21:36

三丰定慧：天下皆知美之为美，斯恶已；皆知善之为善，斯不善已。故有无相生，难易相成，长短相形，高下相倾，音声相和，前后相随。7 月 15 日 11:34

叶天士氏明察阴阳之理，在临床立方遣药时常上下、通补、寒热、升降、燥润、滑涩、开阖之品并用，此乃阴阳对立统一规律之运用，大量临床实践证明了其效果的确切性。窃以为，此当为处方遣药所遵循的基本规则之一。2013-8-28 11:25

磨中医：想到刘绍武老有"调神汤"概以言协调，正是如老师所言，对立统一调阴阳。2013-8-29 11:

负克强：不知这个调神汤的组成是什么？ 2013-8-29 11:22

磨中医：调神汤方：石膏、牡蛎、桂枝、大黄、车前子、柴胡、黄芩、党参、苏子、川椒、甘草、大枣。2013-8-29 11:45

医者熊医生：调神汤的组方的确很妙，适用范围很广，但临床有一些细节还需要注意：①紫苏子很难作用于中焦，替代法夏尚有缺陷；②大黄的使用仍需谨慎。2013-8-29 12:04

方药之道

文武之道，一张一弛。方药之道呢？一阴一阳，一刚一柔，一气一血，一表一里，一动一静（或一走一守），一升一降，一补一泄，一寒一热，一燥一润，一辛一苦，一清一浊，一轻一重，其两端唯须因人、因证、因时、因地、因病之宜而一主一次耳。2013-12-9 17:14

南海客尘：这种理论也不能绝对化。方随证转，离开证、离开病人，给方子下条条框框是有问题的。2013-12-9 17:18

冯门中医—冯献周 – 冯建伟：中立而左右平，如天平。中正而不偏倚，像方向盘。2013-12-9 17:23

贠克强：两端唯须因人、因证、因时、因地、因病之宜而一主一次耳。2013-12-9 17:30

南海客尘：这是在肯定了必需"两端"之下的事了。不一定必需两端啊！

2013-12-10 12:02

贠克强：不一定必需两端，这对。但在主次分明的情况下，略略"两端"一下，其效果怎样？你可以在临床慢慢体验。2013-12-10 12:19

我的方药防治观

通过多年学习和临床，逐渐形成了自身的中医方药防治观，就是以方药"对立统一"之效能，培养、引导或激发机体内"元气"和"神气"，紧跟天地自然的"节拍"而有序并适速地运转周流起来，使体内身心之"内生态"在高水平达到动态平衡，即"阴平阳秘"之状态。2014-11-18 16:45

·逼近嘴唇：激活自身潜在机能，与药物一起并肩作战，共同退敌——是这意思吗？贠老师。2014-11-18 16:56

小帅哥小梅花鹿：说的对，身体内于邪气作斗争的其实是元气，而不是药物。元气多与少，就决定了身体对疾病的病态反应。所以，药物其实只是引子。2014-11-22 16:59

Saw 斯基：就像晃动一杯水，如果一定节奏旋转晃动，那么会形成旋涡，并且力量会不断叠加。如果一开始就以暴力去晃动，那么水就会洒出。中医也是如此，无论汤药、针灸、推拿等，都要合乎节拍，衡量病人的体质、病情、天时、气运、地理位置等，也就是三因制宜，从而制定合乎"节拍"的治疗方案或方药。2014-11-18 18:18

【5 年口吃数剂消】一 7 岁男童，于 2 岁即发口吃，甚时数分钟硬是憋不出来几个字，小孩痛苦，大人难受，更中西医无数，偏验方凡几，各种土法亦尽施，甚而曾煮食七个猪心，然皆了无寸效，迄今已 5 年矣。慕名求诊于余。刻诊：小孩营养尚可，除严重口吃外，尚生白发点点，食欲、食量一般，疲乏则遗尿，舌淡略暗、苔白略腻，脉略弦躁。

此患其家长虽道不明口吃初因，余窃以为乃当初小孩暴急、暴气（生气）、暴恐或慢急、慢气累积致气机郁闭、神急意结志恐所致，气关肝疏、肺肃，志涉心神、脾意、肾志，且声门为肺金所司、肝木所和，舌唇口腔乃心脾所主，故口吃之病因证机，五脏皆涉、五志攸关耳。此患之治，当疏调肝肺气机兼宁心神、舒脾意、强肾志。遂疏方以祝氏过敏煎加味：柴胡 8g，防风 9g，乌梅 3g，五味子 4g，炒白芍 5g，杏仁 4g，炒白术 5g，益智仁 10g，远志 12g，桂枝 2g，佛手 8g，炙甘草 2g，水煎服。方中祝氏过敏煎（前四味）合杏仁、佛手疏调气机、开闭解郁；三酸（乌梅、五味子、白芍）且缓急柔肝舒脾意；白术、益智仁健脾摄尿；益智仁、远志、桂枝交通心肾、益智宁神、强志除恐。全方贯彻疏敛、升降、通守、动静等对立统一、动态平衡方药观，并五脏皆治、五志通调之法，以期"五脏元真通畅"、一气周流。

患儿服5剂后来复诊，家长笑逐颜开，言其子服2剂口吃即大减，服完5剂口吃即消；饮食转佳，精神好，视其头生白发较前亦缩减矣；舌淡苔薄白，脉濡。继以原方进退，行调理巩固善后之功。

2013-6-14 11:56

负克强：余对口吃病因证机之认识、治则方药之运用、临证诊治之心得，通过此案，毫无保留地和盘托出，无炫耀夸夸之意，有贡献交流传播之心，如更多同仁和"票友"于其中受点滴之益，余便心满意足焉。2013-6-14 12:00

无山居士：用思精深，立意高远。2013-6-14 12:27

燕子090731：老师，过敏煎是敛肝、疏肝、柔肝为主吗？同是疏肝，选用柴胡疏肝散、四逆散等类方会有效吗？既是闭住了，应该以散为主，为什么要敛呢？恳请老师指教！2013-6-14 18:05

负克强：过敏煎其实功兼肝肺，疏敛相兼方为平衡，常言欲进先退，只是须掌握各自之度。2013-6-14 18:12

深圳曾庆明：①有中医功底，而且是扎实的功底；②有中医悟性，而且肯定是艰苦付出后的悟性；③未入门的中医理论似雾里看花，入门后则条条道路通罗马，高低在于找捷径；④克强医生虽年轻于吾辈，然其学之博、之深、之勤，其行之诚、之挚、之善，乃先学、后学之楷模，从中看到中医"长江

【由"水鸣"到"气鸣"、由"痞"到"胀"

——兼论"对立统一方药观"】

一青年女，由于产后失于摄养，后又加之时常生气，而渐觉胃脘痞结，脘腹振水音不断且觉冰凉，以晚间更甚，难受异常，呃逆，不欲食饮，嗜睡，口苦心烦，小便少而不利，舌暗红苔白腻、两侧瘀斑，左脉寸关略滑、尺沉弱，右脉按之紧滑。

参因审证，乃产后脏腑俱虚之际，生活情绪失于摄养，神郁邪侵，机体气机升降失司，上焦肝胆不疏，郁热上扰则口苦心烦；气结于中，化运不畅，湿邪浸阻则为胃脘痞塞，加之木郁克土，则呃逆、不欲食饮；血淤津滞，失于敷布，则瘀成水生，水饮流注泛滥于胃肠，则脘腹振水荡荡。晚间更甚者，乃晚间气机内敛，郁结水逆更甚矣；下焦气化不利则小便少而涩；水气上淹君火神窍，则嗜睡萎靡。舌脉之候，亦皆气郁、血瘀、湿阻、水泛、神困之象。要之，上焦主以气滞血瘀之机，中下主以水（饮）湿流注之候，上中下病理因素又成相互不良因果之态。

治宜理气血、化水饮、复升降、舒神机。施以柴胡桂枝干姜汤合苓桂术甘汤加减化裁：柴胡 12g，桂枝 12g，干姜 30g，花粉 10g，牡蛎 12g，黄芩 9g，黄连 9g，生白术 30g，茯苓 30g，防风 12g，姜黄 12g，川芎 12g，法夏 12g，杏仁 9g（捣），炙草 5g，水煎服。此方明面上的方意不必赘言，余要着意说明一下涵于此方中的"对立统一方药观"——防风散化水湿外，合柴胡而疏升肝气，半夏燥胜水湿外，合杏仁而肃降肺气，如此则有升有降，有利于气机周流；花粉一味，甘寒生津舒润，于温疏药队中，除防伤津损阴外，还可使药功和水饮免于格拒，更利于水饮的疏利；还有黄芩、黄连二味，除苦泄而消热烦、寒凉以防热化外，和桂枝、干姜、姜黄、法夏等则成辛开苦降、寒温反激之配，其开结之功犹显；更有牡蛎一味，除散结安神外，其咸寒引药入水并可镇降水逆，其和柴胡乃仲师佳配，升中有降，疏中有敛，轻重相宜。

二诊：患者服上方10剂后复诊，精神转佳，言脘腹振水音消失，但现"气鸣音"；胃脘痞结感消失，但代之胀满感，然食欲食量增加，续呃逆、反酸，晚间心烦，眼干，舌红苔薄黄，舌侧瘀斑转为瘀点，左脉略滑躁，右脉按之略紧。脉症合参，此乃水饮已化，气结尚存，以郁于心下胃脘为主，故"水鸣"转为"气鸣"，"痞结"代以"胀满"；中焦升降未复，加之木郁伐胃，故续呃逆反酸，然水去而有形之邪消，故食欲食量有增；眼干、反酸、舌脉之象，有水去热化之势，郁热扰神，以晚间为甚。治当舒气机、宜升降、散郁热、复津液。投以四逆散合升降散、左金丸加减化裁：柴胡8g，枳壳12g，生白芍12g，僵蚕3g（末服），蝉衣9g，姜黄9g，杏仁9g（捣），吴萸3g，黄连9g，麦冬12g，木瓜15g，炙甘草5g，水煎服。方意不难理解，然需注意方中亦蕴涵升降、疏敛、温清、燥润、轻重等数对多维方向上的"对立统一"之"药能",但主次分明,灵动而"平衡"。

三诊:患者服上方5剂后,言自觉症状如"气鸣"、呃逆反酸、心烦等基本消失,饮食正常,偶有胀满,舌略暗苔薄略黄,脉略弦滑。病去十之八九,尚残郁气余热,遂以丹栀逍遥丸化裁善后。

此患之治,证候由"水鸣"到"气鸣",由"痞结"到"胀满",病理因素由有形到无形,随之方药从治水为重到理气为主,方质由轻到重,其证机转化规律、治则方药术略皆较典型明晰。

借此一案,余欲明确提出,在常规辨证论治基础上,以患体和病证为依据,把"对立统一观"主动而自然地贯彻到方药的配伍化裁中,而不是仅仅局限于"反佐"之理解,则既有哲学方法论之高度,更重要的是有临床效果之优势。2014-9-11 00:01

Saw 斯基: 观乎《灵》《素》,阴阳之义广且奥矣,岂止于八纲耶?疏敛、燥润、升降诸语,皆是阴阳之类,其分析丝缕之愈细,则其方愈合病机而取效愈速矣,孟英尤精此道也。2014-9-11 21:18

【大承气加附片通梗阻】亲戚患肠梗阻住院,西医折腾一昼夜而无丝毫透气。余情急,征家属同意私开大承气汤加附片4g一剂,仅熬一煎予患者偷服。服后不多时,患者腹痛而泻秽浊,遂通。略加附片者:一来寒中点火,相激相荡,对立统一而效尤佳;二来因禁食医

院输液甚多，证虽非转寒结，然结盛热微，又有阴结之趋。2014-11-28 10:02

灭业障君：老师，这个和薏苡附子败酱散是一个道理吧？2014-12-3 12:44

负克强：对。2014-12-3 15:56

【开降滋清治顽疮】老妪，口疮、齿衄两年余，此伏彼起，痛甚食损，住院又遍求名中医亦未见寸功。刻下尚脘痞实痛，不欲食，渴喜冷饮，烦急眠差，胸闷气短，大解干结，舌红裂纹纵横、苔白腻，脉滑躁。细研判，当阳明阴亏不降而火炎于上，又兼湿浊郁热遏滞于中。疏甘草泻心汤、麻子仁丸、玉女煎合而化裁：生甘草20g，法夏9g，黄连9g，黄芩9g，干姜9g，生地12g，石膏20g，知母12g，麦冬12g，牛膝12g，生麻仁36g（捣），炒枳实9g，厚朴9g，生大黄9g，杏仁9g（捣）。全方开降、滋清、守泄、寒温、润燥对立统一、动态平衡，滋阴降火、散痞泄浊，乃推陈出新、添水抽薪之法。患者服10剂而各症大减，继以原方化裁出入，又10剂方瘥。2015-2-4 21:23

【轻重灵静方正好】老年男患，湿热腐秽郁气中上，而有噎嗝之兆。疏宣化浊、通腑降逆自是正治，拟苏梗、黄连、枳实、杷叶、杏仁、厚朴、柴胡、半夏、黄芩。药虽九味，但涵泳小柴胡、连苏饮、半夏泻心、半夏厚朴、四逆散、厚朴杏子诸方意，融合辛苦、轻重、灵静、寒温、升降于一方，对立统一，动态平衡，合证合机。方过于轻灵则浮，过于重凝则滞。2015-4-15 12:16

三、动态平衡

阴阳高水平的动态平衡，是度量中医者之标杆

中医调治的过程是机体阴阳动态变化共趋平衡的过程。对机体阴阳失却平衡的调治如果对证、对机而到位，则阴阳会同时发生变化而共趋冲和，不存在阳变而阴止之理；如医者无全局手笔，顾此失彼则更失衡。阴阳高水平的动态平衡，是中医者追求的目标，也是度量中医者之标杆。2013-7-16 20:06

守正中医：我的大学老师说过同样的话，一直记在心里。2013-7-16 22:25

子午流转：负老师方中有收敛，就必有发散；有升必有降，有补益必有宣通，就是指的这个吧？2013-7-17 12:39

"内生态"的"动态平衡"是根本

一老年患者,除患有直肠癌外,尚患有高血压、糖尿病、胆囊炎、慢性胃炎、偏头痛等。刻下:便血团状带脓色暗,小腹时痛,疲乏,头晕,左侧头身时痛、麻,食少,不欲饮,小便利,舌淡暗有齿痕,苔白腻满布舌面,左脉弦紧(态势之紧),右脉沉细缓(次数之缓)。证候可谓"山重水复"且"云遮雾绕"。

此证整体而言,属本虚标实。本虚者,年老加之消耗性疾病有年,阴阳气血俱虚;标实者,邪阻少阳,枢机不利,生发不畅并气机左右升降失衡,故左半侧头身时痛、麻;气机不畅,气化不利,湿遏浊阻,血凝于三焦膜原,尤其是下焦肠膜结滞更甚,久之淤结腐烂而便血。阴结腐烂肠膜,故便血团状带脓色暗;舌脉亦是正虚邪阻之象。

此证病机,总乃患体"内生态"正常运转严重失衡,而替以正邪、虚实之间的不良循环,故恢复机体"内生态"在较高水平的"动态平衡",应该是治疗的宗旨。如本着正虚而大温大滋,则邪结愈固而正必不复;如冲着癌瘤而以猛活猛破,则正气更伤而邪结不减;而蛇舌草、半枝莲等清解活化之品因其寒凝伤阳,更非本证所宜。故治疗本证,非缓疏缓通、宣利枢机、畅达膜原、舒化三焦、化腐排浊、活血止血之法以及伸发生气、扶养正气而激发机体"自调"之功不可。

本于此，遂疏方如下：柴胡 8g，法夏 12g，黄芩 9g，炒杏仁 9g（捣），白蔻仁 10g（捣），炒苡仁 15g（捣），滑石 12g（包煎），芥穗炭 12g，三七粉 9g（冲服），益母草 12g，焦三仙各 10g，伏龙肝 45g（包煎），黄连 9g，生黄芪 30g，炒白术 10g，炒白芍 12g，炙甘草 5g，水煎服。本方柴、夏、芩、三仁、滑石疏利少阳，开达膜原，舒通三焦，通阳化气，祛腐排浊，并畅生发之道，而滑石敛护受损肠膜而生肌；芥穗炭、三七、益母草入病灶活血止血，活而不烈，止而不瘀；焦三仙畅气机，运脾胃，化腐浊；生黄芪、炒白术、炒白芍、炙甘草益气血、养正气，又生芪、白术利湿（使补而不滞），白芍止痛，甘草调和；尤其一味伏龙肝（量大）温运胃肠、护膜止血，一味黄连（剂小）厚肠胃，一热一寒，一大一小，温而不燥，辛化苦泄，自以为点睛之用。

此方乃由小柴胡汤、黄土汤、三仁汤合而化裁而来，疏通兼顾养正，整体与局部结合，药物将及 20 味，为余处方中少有的大方。

患者服 5 剂后复诊，诉便血减、疲乏减、精神好转、饮食增、头身痛麻基本消失，左脉弦紧之态略缓和，舌象变化不大。证明方证对路，便守方继进。

对于如此病证，初诊时，余心目中即全然摒弃上述这些西医病名和局部病症，而"放眼"于整个机体"内生态"的阴阳交通、气机化运、正邪转变、虚实因果、脏腑关联等"战略全局"上，从而理出了一条"脉络"较清晰的根本证机"线路图",并进而制定了调治法则及基本方药,且嘱其停服所有西药,而"总路线"是恢复机体"内生态"在较高水平上的"动态平衡"。

此后,余坚守这个"总路线"和主要治则之法不动摇,而凭据内在证机之潜移和局部证候之默化,化裁加减,左右逢源;主以调理,兼顾治疗,注重整体,不忘局部;医患互信,共降病魔。

时过两月,于不知不觉中,患者全身证候减轻、减少直至大部消失,面色、精神、精力、饮食、睡眠等转佳,胆囊炎、慢性胃炎、偏头痛之症状若有若无,血压和血糖指标恢复正常且稳定,尤其令人欣慰者,经西医复查对比,知"瘤体"稳定,已无"出血灶",亦未发现有转移情况。重要的是,于患者不管是精神体力,还是自我感觉,从饮食、睡眠到大小便,从治疗前的数人搀扶到后来的独来独往,均前后判若两人。据以往治疗经验,如患者坚守,且不出意外的话,达到改善病情、提高生活质量、减缓病程发展、延长生命时间是完全可能的(此案和拙文"桂枝汤、小柴胡汤——'生生之效'两经方"中"畅生发、化腐浊"本为同案,只是陈述的立足点和角度不同)。

从此患之诊治过程,余更加坚定了一个医学思想,就是对于一些具广泛性、系统性、复杂性、顽固性、疑难性甚而器质性、恶性等疾患,其治疗效果的好坏差佳,恢复机体"内生态"在高水平的"动态平衡"是根本因素。2013-10-13 02:12

中医的"痊愈观"

中医的"痊愈观"，首察患者全身症状（包括舌脉）和局部症状的消失，注重患者吃喝拉撒睡的恢复，注重患者精神情志的愉悦，即先让个体的"人"从身心两方面自觉正常或相对正常。在此基础上，器质性改变之异常如保持稳定的话，则机体"内生态"在新的水平达到阴阳的动态平衡。于中医，非常看重患体作为"人"的主观感觉或感受，其次才是病理征象的变化，也就是治"人"基础上再治"病"，而西医正好相反。西医的"痊愈观"注重患者解剖结构和生理指标的正常或相对正常，但略于患者之主观感受，只看"病"不管"人"。2013-11-12 11:45

四、一气周流

中医之"气"到底是什么

气应该有广狭之分。广义者，乃自然规律、自然与人体联系规律、人体内生态规律的动态"物质"基础，这些规律是通过"气"这个动态"物质"来实现的，气亦即自然之道、人体之道、天人之道的原动力；狭义者，乃人体内维持生态平衡、联系变化及统筹全部生理物质的原动力。2014-2-14 12:17

伍柒然也：今天特别感谢老师的细致耐心，亲和力满分；还有旁边的紫砂茶杯被养得好圆润啊！晚上散步，逛到凤上，山上点灯扎花很好看，还供奉着伏羲先祖、道家神仙、佛祖，真神奇。凤山上好多人拿着莲花灯诵经转圈，那时我觉得挺感动的。在凤山看到了夜幕下的老城，一片四合院，也不清楚是哪种建筑，屋顶铺满了雪，充满了历史文化和大院生活的气息；还穿过一条青石板、朱红墙、木板门的老街，没怎么商业开发的样子，古朴得很；在文化馆还看了皮影戏，表演者差不多年过半百；在广场看了斗狮，听了秦腔名角，空中飘着孔明灯。比起我们那儿，这个元宵节真是趣味十足。因老师而来的难忘的元宵节。今天下雪了，好开心，拍了红墙大院照片。老师下次见喽！五运六气好准啊！ 2014-2-14 22:55

负克强： 看来，你们过了个比较特殊的元宵节。时间不长，就游了这么多地方，还把我地的文化特点描述得这么到位，你不但是个有心人，还是有文化情趣和涵养的人。再见！ 2014-2-15 08:58

注： 远方博友一家于2014年元宵节在我处诊治后，便在我地游玩过节；当晚尚住我地宾馆时，又于此博文后跟帖写了所见所感。跟帖虽然和博文内容无关，但写得很有"乡愁味"，我不忍舍弃，又为了给读者增助一丝情趣和"乡愁"，遂附于博文之后，别无他意哉。

"正气"还应包括智慧和美德

于中医而言，正气不仅是指机体生理上的抗邪能力和"自调自愈"能力，还包括心神思想的正念、光明、开阔、自信、强大、智慧、仁慈、美德及其调节、适应能力。一定程度上，后者更为重要，后者对前者往往既起指挥、节制、支持、调理等正作用，也起压抑、压制之反作用。2016-3-6 11:44

自然"六节"气化规律的内在运行机制

依据《内经》，结合实际，天地自然的气化运行，是以"自然元气"的"生、长、化、收、藏"亦即"春生、夏长、长夏化、秋收、冬藏"为基本规律的，具体表现为"六节气化"规律。其运行机制如下：

煦风（厥阴风木）开启去冬（太阳少阴寒水）蛰伏之元气（藏于地下之自然元气），元阳乃萌（生），暖风煦煦，万物以荣，此即为春；继则暖阳普照（少阴君火），万物欣欣；而后自然元气通过"火"之"气化通道"（"火通道"）——"少阳相火"（于人体即少阳三焦）的蒸化，阳气盛旺，万物蓄秀（长），而为夏；物极必反，自然元阳此时便进入一个转化点，即通过"地土"（太阴湿土）之"化"（火蒸湿腾，湿反潜火），而为长夏；通过此"化"，自然元阳遂渐次敛降（收），天地容平而为秋。秋令表现为谷物菜蔬收成之象，故此期当为"谷通道"之季（阳明燥金）；继而，自然元阳更加缩降而潜藏于地下水中（藏），气温渐降，水渐成冰，人与动物皆贮藏谷粮蔬菜于仓（窝），遂为冬。冬令主要变化为水液成冰，故为"水通道"之季（太阳寒水）。

此便是天地自然的一个气化周期，亦即一年。随后，第二年之气化又同样依次重新开始，如此周而复始而无穷尽焉。天人合一，人体之气化运行则通过各季所对应脏腑经络依序而同步进行。

"脏气流转"的本质和状态

《内经》云："五脏相通，移皆有次。"《金匮要略》云："若五脏元真通畅，人即安和。"人体阴阳之气于各脏腑功能协调、气机通达中循环相续，就是脏气流转，亦即机体"一气周流"体现之一。

天人相应而合一，人体脏气流转的次序是和自然天地之六节次序相合拍的，也是遵循着"生、长、化、收、藏"的普遍规律。

自然六节次序是以一年为长度，从前一年大寒节始，至第二年大寒节终，以四个传统节气之时长（两个月）为单位，分为六个时段，每时段为一气。根据和阴阳五行的对应关系，每气各有主气名称。主气次序分别为：厥阴风木（生）——少阴君火——少阳相火（二"火"为长）——太阴湿土（化）——阳明燥金（收）——太阳寒水（藏）——次年厥阴风木，如此循环往复。其中机制可参阅拙文《自然"六节"气化规律的内在运行机制》。

以脏腑的阴阳五行属性而言，人体脏气流转次序也是合乎这个规律性和时间性的。大寒到次年春分的两个月，自然界风木之气启动地下深伏之水气以发萌，万物复苏，随即转为少阳煦煦温和之气，自然之气的流转便从此开始，为时乃冬末和次年前春，主气为厥阴风木；对应于人体，则为厥阴肝脏疏启蛰藏于下焦肾（膀胱）水中之精气，而为"发陈"之基。肝脏疏发之气又开启少阳胆气，而为人体"生生之气"。脏气流通便从这个"生生之气"开始。此期自然之气、人体机能和阴阳之气皆处于生发之态，阳气渐趋体表。

从春分到小满的两个月，自然界太阳朗照，阳热渐盛，为时乃后春到初夏，主气为少阴君火；对应于人体，就是于"生生之气"的襄赞下，少阴心火明亮起来，发挥其煦照和推动各脏腑功能正常运转的作用，此即"君火以明"。这个作用也包括煦照而激发下焦肾命相火，使其蒸腾肾水，而相交于己，以为气化之基。此期人体"君火以明"，阴阳之气及机能处于渐盛之态。

从小满到大暑的两个月，自然界阳热炎炎，为时乃夏暑之期，主气为少阳相火；对应于人体，就是在少阴心火煦照于下和少阴肾水蒸腾于上之下，手少阳三焦这个"水火通道"的功能便通彻而畅盛了。"焦"字下四点于古代是"火"的象征，说明三焦虽为水道，但其气化通调功能贯彻内外上中下，而此功能则主要靠三焦腑的这个"火力"。可见少阳三焦相火之"火力"最足，故为时对应盛夏。此期人体"相火以位"，阴阳之气及机能处于旺盛之态。

少阴君火和少阳相火二期，自然界阳热由渐到盛，万物长势勃勃，阴阳之气及机能亦处于盛长之态，阳气盛旺于外，而略衰减于里。

从大暑到秋风的两个月，自然界阳热渐减，湿气浸淫，为时对应长夏到前秋，主气为太阴湿土；对应于人体，就是在三焦相火气化通调的激发下，并以三焦为通道，中土脾胃受纳化运和斡旋升降的机能更盛而高效运转。此期于自然界和人体而言，皆是一个转化期。此期一过，长化收，热化凉，盛化衰，升化降，发化敛，于人体更为重要的是水谷化为精微，故此期主"化"。

从秋风到小雪的两个月，自然界由热转凉，稼穑收成，天气肃降，地气收敛，气候因之既凉又燥，万物萧条，为时乃后秋到初冬，主气为阳明燥金；对应于人体，就是中焦化生的水谷精微在脾气的升清作用下，上归于肺（糟粕随胃气降浊而归于阳明大肠排出体外），谷气合于天气（呼吸之气）而为肺气，肺气宣肃而朝百脉，使气营敷布全身，作为人体"收成"而充为各脏腑系统机能活动的物质基础，产生的浊阴则又在肺气的肃降下归于膀胱，此即经言"通调水道，下输膀胱"之谓。此期人体机能状态和阴阳之气略微降减，体表气阳略敛于内。

从小雪到大寒的两个月，自然界天气寒凝，地气伏藏，万物蛰眠，为时乃冬季严寒，主气为太阳寒水。对应于人体，一来如上所述，在肺气的肃降下，浊阴归于太阳膀胱后，又经膀胱的再气化、再利用过程中排出体外；二来，主要是经由肺气的肃降收敛，全身的机能状态降低，腠理密固，体表阳气和体内阴精的一部分化为高纯精气而蛰藏于下焦肾水之中，以为来年厥阴肝木生气疏发夯实基础。

如此循环往复，便是一年内人体元气以脏腑功能之间的内在协调之状而表现为"生、长、化、收、藏"且接续流转之态，即"脏气流转"也。

这个"脏气流转"，又存在一个小循环，就是以一昼夜为长度、机体元气循"生、长、化、收、藏"之"六节"而在脏腑间往复流转，亦即一年之脏气流转于一昼夜之再现。此大小循环并行不悖，协调促进而无冲突掣肘。

需要指出的是，当一个脏或腑"当值"的时段，不能理解为它的阴阳之气才生发、机能活动才开始，而应该是其"任务"或"责任"更重了，故其阴阳之气须更活跃、机能状态须更旺盛，因而其负荷更重。临床上常见某脏或某腑于其"当值"时段易出问题、易罹病患，因由缘此耳。同理，脏腑于不"当值"时，其阴阳之气和机能状态则相对有所"低调"矣。

此外，脏气流转还包括脏腑互相之间多向多维的机能协调状态，以保持局部和整体的动态平衡。黄元御之"土枢四象、一气周流"学术即属此。然黄氏之言"一气周流"较注重单向单维，且重阳轻阴、重脏轻腑（胃胆除外），释病机多以中枢为始。窃以为，脏腑互相之间之协调状态是多向性的，即两个或多个脏腑互相之间皆通过阴阳升降出入而相互促进且相互抑制以达平衡。每一个脏腑和其他脏腑均有如此之关系，而并非唯左升右降、始于中枢以及五行生克之单向模式和一定次序，如肝肾、肝脾、脾肾、心肾、肺肾、脾肺、心肺、肺脾肾、心肝肾、肺和大肠、肾命和三焦等，互相之间皆有如此之"脏气流转"。于此过程中，阴阳之气互为依存而同等重要；发病时，"脏气流转"阻滞或不畅并非皆始于中焦脾胃矣。

此乃"脏气流转"的几种状态，而"脏气流转"又是"一气周流"模式之一，也是人体健康的根本保证之一。

人体"内生态"模式就像一架齿轮套齿轮的机器

人体内生命活动"内生态"模式，从一个角度言，就像一架齿轮套齿轮的机器。脏腑就像齿轮，有原动力脏，然后一个脏腑接着"推动"一个脏腑，一气周流，如环无端，此就是脏气流转。流转的次序实即各脏器功能活动的程序，然这个次序，有主以五行相生者，有主以四时者，有主以六气者，乃多维度而非单一模式矣。2014-5-7 16:04

南海客尘：不同的理论，讲的是不同的层面，解决的是不同的问题。非互相平行，不互相矛盾。关键看参照系，选观察点。2014-5-7 16:23

"一气周流"的高度性和多维性

一气周流，则阳通、则阴达、则血畅、则津布；则风去、则寒散、则热减、则燥润、则湿化、则痰消；则正气渐旺，则邪浊渐除。

"一气周流"之思想高度当乃无疑，然其应是多维"宽带"，有主向、有分向、有侧向、有反向，分之有经络、有脏腑、有物质、有功能，尚有天人通应，概之无非升降出入。黄氏"一气周流"、彭氏"圆运动"作一个角度、一个方面之生理规范可以启迪学者，然二者思想较为单维、单向且机械呆板，而彭氏"圆运动"之名局促小气。

"一气周流"思想乃从"天人合一"之最高境界中派生而来，其医学思想基础当出《内经》，后世多有发展，宋明理学对其不无影响，清·黄元御又系统论述。"一气周流"，乃中医生理之宏观基础，病机推断之依据，治疗目标之方向。然黄氏之学需要发展，应以主线为贯，多维度、多方向开拓，使其涵盖面更大、更加灵动，如需拓展其周流模式单纯、周流次序板滞、周流方向单一、周流线带较窄以及重阳轻阴、重脏轻腑（胃胆除外）、病机多以中枢为始等思想。"一气周流"思想博大精深、高瞻远瞩，其名渊源有自、大气磅礴、精准无二，后彭子益以"圆运动"名之，变大气至促狭，易广博为局限，化大象致具体，失其精韵矣！ 2014-12-17 14:48

振其干纲

"酌盈济虚，扶抑之举。如治郁证，清阳失旋，干纲不振，痰气抑郁作祟。当振其干纲，药用苦辛滑润宣通，以升清阳，降浊阴，利枢机，阴贼群小之痰气不攻自解。"读新安医派大家王仲奇这段话，不禁悠然心会，掩卷击节，好似他乡故知，对坐品茗，快意无言。

干纲者，一气周流耳。振干纲，要点乃"疏其血气，令其条达而致和平"；本质在于：一为疏通生理物质（如气血精津液等）再生和运行的通路（正道），使生理物质"再分配"而达到高水平的动态平衡；二为打通病理产物（如痰湿水饮浊瘀等）代谢的通路（邪道），最终升降出入阴平阳秘。振干纲，不惟郁证，于阴阳气血不畅之患，可谓一言蔽之也。2013-7-16 18:19

【"通因通用"治经乱】一13岁少女，自初潮后两年来，月经错乱，更中西医凡几，然越治越乱，遂慕名求诊于余。言此月竟经来3次，经来前多后少，色前深后淡。此外，患女发育期之乳房肿胀硬通不可近，牵及胁肋腋下，平素易发脾气，饮食尚可，大便涩滞，舌淡苔白腻，左脉略滑缓，右脉濡中带滑。

脉症合参，此患实乃痰湿（淤久则为痰核）淤于厥阴，肝气郁滞，经血不循常道所致。自然界中，溪流中途如有淤泥堵塞，则溪水于此处会不流常道而漫溢于外矣。此证之机正如此耳。但观前医处方，皆从血分入手，要么重以止血，要么主以活血，岂知此证之关键在于厥阴痰湿气滞而血不循常道耳。

证机既明，即以理气通络，化痰祛湿兼以和血立法。疏方：柴胡12g，炒枳壳12g，炒白芍15g，佛手12g，浙贝12g（捣），蜂房

8g，丝瓜络 12g，橘络 12g，牡蛎 24g（捣碎），瓜蒌 9g，当归 12g，三七粉 3g（冲服），茯苓 15g，乌梅 8g。7 剂，水煎服。又告知其母，服药后其女之经信可能又来，不过，此次之来之性状及色不同于前，可能似血非血，如红白夹杂之凝血黏痰冻状物；不过不要紧，继续服药"经"可渐净，乳房肿胀硬痛亦可消减；要紧的是需坚持调治。但其后再未见此女，心想余之诊治又失败了。此案一直耿耿于怀。

不想，两月后，其母来诊。问及其女之病，她笑答，爱女服 1 剂后，"月经"又来，而其性状正如余之所言，且服完 7 剂后，身下浊物干净，乳房肿胀硬痛消失，脾气转好，自以痊愈而未来就诊。此后两月经信适时而至，除乳房经前略有胀感外，便无其他异常。余言，还宜再调调。

此证之治，当为"通因通用"耳；然所通者，非本物也，乃通浊安血矣。

余又不免感慨，本非十分疑难之证，为何少有识者，致使如花少女受尽痛烦之苦、辗转之劳哉？呜呼！ 2013-7-11 18:24

Saw 斯基：其实从舌、脉来看，痰湿阻于胞络的见证已非常明显，而诸医家从活血立论，是因为只着眼于月经颜色较深；从止血立论者，又只泥于月经来的比较频繁而且色淡，恐有血虚之虞。实则看《妇科玉尺》便知，月经色淡，分虚实，虚则血亏，实则痰凝。《内经》也说了，能合色脉，可以万全。而舌诊也算是色诊的一部分啊！ 2013-7-11 18:49

曦曦然：只是不太明白老师用乌梅的用意，引药入厥阴吗？ 2013-7-11 18:54

负克强：乌梅酸温，入肝。乌梅既有酸敛的一面，又禀东方春生之气而具疏达之功，故其同具敛达之双向性。于此方，一来以其引经，二来取其疏中略敛、疏收有度以防通利太过矣。2013-7-11 22:34

喝普洱茶的麦兜：最精彩是：石阻溪而水溢，该移石还是该活水？ 2013-7-12 21:39

【杏苏一剂全身通】前两天余偶感秋凉之气，体略拘酸微寒，咽痒微咳。自处杏苏散：杏 9g，苏 9g，夏 9g，陈 9g，前 9g，桔 9g，枳 9g，苓 10g，生姜 9g，枣 10g，炙草 5g。自忖一剂即愈。服一剂后，一段时间来大解干涩之候已臻通畅，继表和症消，上下表里，通体舒泰，实乃玄府气液宣通之象耳。此真应了电影《红高粱》一句唱词"上下通气不咳嗽"，而余又亲验"提壶揭盖"之妙矣。2013-9-30 00:02

Saw 斯基：肺脉以降，津液自和，肠中燥气得解焉。2013-9-30 00:07

晚秦铁匠：明天我也要用它了。方剂组成：杏仁、苏叶、半夏、陈皮、茯苓、前胡、桔梗、枳壳、甘草、生姜、大枣。2013-9-30 00:06

晚秦铁匠：用了两天药，放屁特多，大便顺了，咳出痰来了，也不那么怕冷了，感觉好多了，不过病没好彻底，需要继续啊。2013-10-3 22:54

【"流布一元"治面痘】17岁男，面痘3年。刻下：满面延及颈项，红突触硬，溃则有脓心；烦躁，余无其他特殊之症；舌暗红少苔，脉略弦滑紧。乃青春期阳气突旺，加之心肾不交，布化不及，郁而化火，上攻于面。治宜化火潜阳，交通心肾，流布一元。疏酸枣仁汤去芎加竹叶，合交泰丸、封髓丹。服5剂而痘萎，继原法原方治之。2014-12-2 12:05

钟捷根：贠老师，如何知道此案心肾不交？望老师指教。2014-12-2 12:55

贠克强：处于青春期，心烦躁，面痘若此，脉滑，乃火（包括君相二火）气亢旺之象；脉弦紧者，乃火郁失宣、郁压绷紧之象。既如此，当定为心肾不交。如心火下潜、肾水升腾而心肾相交、一元周流，焉能呈现如此之症？2014-12-2 16:07

老庄＿：流布一元、一元周流是什么意思？一元是指？2014-12-3 11:15

心悟岐黄：真元、真气、元气、一身之元气。2014-12-3 11:20

老庄：这个本身就流转，"百姓日用而不知"，和用药有什么关系？2014-12-3 11:25

贠克强：体内元气的总称，主指肾元。2014-12-3 20:43

老庄：那肝、心、脾、肺元流转不？贠老师一向很严谨，怎么也跟着流行？何况从用药上也看不出有"肾元流转"的意思。2014-12-3 20:50

贠克强：呵呵，没有跟风。常说的"一元"，就是五脏元气的总称。五脏元气运转起来，各司其职，互相接续，循环往复，就是常说的一气（元）周

流，其实就是五脏功能正常运转、相辅相成、如环无端的意思。先天肾元是一气周流的源头。2014-12-3 23:39

负克强："流布一元"，就是让五脏元气全流转起来，敷布开来，就没有郁火了。此案中心肾不交是主因主机，较为凸显，所以主要先交通心肾。把郁火化开，把亢阳沉潜，再让心火下降、肾水升腾，心肾这就交通了。心肾交通了，五脏元气就跟着流转了。2014-12-4 00:01

【宣上利下疗溺浊】男，壮年。小便浑浊淡黄、尿略烧灼两月，食可，习惯性少饮，舌淡齿痕，舌前苔白腻积腐、舌后少苔，右脉弦细略缓，左脉因瘢痕未切。证乃水之上源湿浊淤腐，水之下流气化不清。如唯利下则非正本清源，故必兼宣上化浊。遂疏萆薢分清饮加味：萆薢、菖蒲、乌药、智仁、茯苓、滑石、牛膝、木瓜、苍术、杏仁、杷叶、厚朴、炙草。患者服10剂而溺清流畅。2015-2-4 18:12

中医李泊言：烧灼应为热，弦细应为阴不足，用药或为温燥，或为利水，是否恰当？或者先化湿浊，而后滋阴？能否有后续病案？ 2015-2-4 21:23

负克强：你之所言，皆本案细节。尿涩不畅亦可略烧灼，尿少则不管寒热皆黄。结合症状及舌脉，此案脉弦为浊郁，细者浊阻；舌后少苔者，正乃下焦气化不畅之象。总之，阴亏不显。2015-2-4 21:40

"交通"最紧要

当今临床上，少纯阴纯阳、纯实纯虚、纯寒纯热之体之证，而多寒热虚实错杂者，尤其是慢性或疑难顽固杂证。而这些病证往往有一个总的共同机转，乃患体内气化不畅，天人间气化不通。

患体气化不畅者，多表现为机体"六合"不交。天有六合，人亦有"六合"。人之"六合"，乃人之表里、上下、左右。如人之"六合"不交、不和、不通、不平衡，则寒处自寒，热处自热，虚处自虚，实处自实，各自为政，没有大一统的一气周流之生态。这样的病证，补之增滞，泄之增虚，温之增热，清之增寒，故无所适从者多。而天人气化不通者，多指致病之因，即人于自然不合拍、不共鸣，人之行为常逆自然规律而动（这个"行为"不但指个体的生活行为，而且还包括其处世行为、社会行为），久之则人天"分离"而人自病。故其治疗之道，交通机体之"六合"，实现天人之交通最为要紧。2014-2-13 18:15

Saw 斯基：最近在看王孟英医案，正有此感慨。调整气机，即能平衡其寒热虚实。2014-2-13 23:42

贠克强：悟性好！2014-2-13 23:43

Saw 斯基：老师过奖了，因为之前老师发微博教导过，大道无非补、通、

253

和。气机流通，即能促进平衡和谐，也是仲景说的五脏元真通畅，人即安和。2014-2-13 23:59

【"交通阴阳"治阳痿】 男，正当壮年，然患阳痿、性冷淡 15 年矣，辗转求诊余处。

询其初因不明，多年疗治而效微。自诉温阳则咽干、口渴、便秘，滋阴则干渴、便秘减，然添怕冷之状，阴阳双补亦乏效。刻下腰时酸困，眼干涩、畏光，头油大、痒、脱发，时疲乏以午后为甚，口渴多饮，舌青暗，苔薄略黄而滑，左脉弦紧略滑缓，右脉弦滑。

四诊合参，结合前面治疗反应和经过，可知此患虽阴阳双亏，但主要证机乃阴阳不通、气化不畅、湿浊痰水郁遏、君不明而相不位。故此证之治，如不交通阴阳而振气化、不扬清激浊而安君相，则均非其治也。明于此，遂以柴胡桂枝汤合交泰丸再加茯苓、远志、夜交藤、怀牛膝、黄柏、木瓜治之。

后患者微博私信反馈，言服 10 剂后，夜间即有间断勃起现象，且言此象以前未之有也，而又未见其他变端；但又云其头油似较前反多。窃以为此乃气化初畅、浊气蒸腾之象，不可为其惑矣。

治则方药对路，初见成效，当守法守方，便于私信嘱其再取 10 剂继进；但必须清醒认识到，患者之心态、信念、坚守亦为关乎其后疗效的重要因素。

有感而诗曰：交通阴阳震干纲，激浊扬清一气流。以案说法明

学术，抛砖引玉心无私。2013-7-17 23:21

Saw 斯基：气的寒热温凉性质加上气的升降出入运动才能，称为气机。如果只注重寒热温凉，而忽视气的运动，则是有气无机，又怎能叫气机，怎能去病瘳疾呢？《素问·六微旨大论》说："出入废则神机化灭，升降息则气立孤危，故非出入则无以生长壮老已，非升降无以生长化收藏。"2013-7-17 23:37

【二阳不开天气阴】 一女咳嗽两月，求诊中西医屡不效。刻下咳嗽有痰，胸闷气短，头部两条太阳经路疼痛，耳鸣、口苦咽干、眼睛憋胀，以上午为甚；舌淡苔薄白、舌前红点，脉寸关滑大略数、尺略弦紧。此乃二阳（太阳，少阳）不开、天气（肺气）郁闭之证，便于前医所开杏苏散方中加柴胡、法夏、黄芩及麻黄，3剂而愈。

此案除太阴肺气不宣、太阳膀胱不畅，兼之内外不通外，中间尚有少阳枢机不利，实乃太阴、太阳、少阳之玄府皆为不通也。杏苏散唯外疏太阳、内宣太阴，然其中枢不转，内外仍是不通，故于方中但加柴、夏、芩轻拨枢机，则一气周流，诸症自消。2013-11-17 00:38

冯门中医—冯献周 – 冯建伟：柴、芩清在泉少阳之热，杏、冬润阳明主气之燥，麻、夏开太阴祛客邪，麻、苏散西北不至而至之太阳之寒。2013-11-

明医—L：不知老师麻黄用量多少，是否有开泄太过之弊？用桂枝通达太阳可好？另外，症状与诊断，学生觉得容易契合，至于脉象与诊断之间的分析，学生愚钝，还望老师点拨。2013-11-17 12:50

贠克强：麻黄开太阳应优于桂枝，过与不过在于用量和配伍了。2013-11-19 00:06

【木郁土躁、中枢不运、上下不交、阴阳虚乏】

问：贠前辈您好！有件事想向您请教。一男性病人，28岁，头昏、嗜睡、乏力10多年，日重夜轻，腹胀腰酸，余无不适。脉两关弦、右弦甚、寸尺虚涩；舌淡红苔薄。治予益气、温脾肾之阳，佐以行气化湿通窍，症状稍好转，但出现鼻衄。虑其过于温燥，嘱停药2天，佐以牡蛎潜降。恳请前辈指点迷津，特别是此例患者为何是日重夜轻？

贠克强："脉两关弦右弦甚"者，当木郁土燥；中枢不运，升降失司，上下（焦）不交，阴阳气血滞而不流于上下，故"寸尺虚涩"；中枢不运，化源失健，久而气阴亏乏，加之流通不畅，故有"头昏、嗜睡、乏力""腹胀腰酸"之症；白昼阳司运动，然阳郁阳亏、司运无力，故"日重"；夜晚运化水平低减，阳气潜休，不劳于外，故"夜轻"；鼻衄者，阴亦本亏，而药有温燥之过矣。总之，此患当木郁土燥、中枢不运、上下不交、阴阳虚乏之证，建议柔木运土，复其升降，交通上下，益阳（气）养阴，可以逍遥丸合金匮肾气丸化裁以治。仅供参考。2014-03-27 11:37:40

一脏之败病不治

五脏中唯一脏衰败不复，一气周流之"链条"即断，病必不治也，而两脏或以上者则更不消说矣。近诊一患，腹水鼓硬（西医肝肾功能衰竭），坐卧皆难，食饮近废，二便几停，脉寸关滑紧，然两尺潜沉，真脏脉见，肾、脾、肝三脏败不可逆，不可治也。姑疏瓜蒌瞿麦丸加味以尽人事，一叹耳！2014-12-15 21:30

嘟嘟熊的新家：负老师，请教您，什么叫两尺潜沉，真脏脉见啊？2014-12-15 21:56

负克强：感觉潜伏不可得。2014-12-15 22:34

小双3721：如此病重，走之前能少些痛苦就是极好的了。2014-12-16 06:42

负克强：对，这是当下的治疗目的。2014-12-16 08:59

五、方法论

医学的方向

医学的方向主要在于顺应自然，而不是无限还原。2014-10-30 00:15

"取类比象"是对"自然之道"的运用

有反中医者以"取类比象"说事，并以蝙蝠屎即夜明砂为例，无非是说"取类比象"是如何不靠谱。这样的反中医者浅薄得要紧，连中华传统哲学的基本内涵也不了解，就出来瞎嚷嚷。即如"取类比象"，其要义在于从现象探求本质的基础上，再研索究取同类"象"之间相同、相似、相类的本质规律而已。

取类比象，可以说是中华传统哲学认识和描述自然大道以及事物现象的重要途径之一，古圣贤对事物包括各类生命运动的认识，最初就是"取类比象"的结果。"古者包牺氏之王天下也，仰则观象于天，俯则观法于地，观鸟兽之文与地之宜，近取诸身，远取诸物，于是始作八卦，以通神明之德，以类万物之情。"（《易·系辞传下》）此乃最高境界的"取类比象"。

中医学中的核心学术——阴阳五行，其本质就是"取类比象"的产物，所以"取类比象"也是中医学认识和调治人体生命活动和健康问题的主要方法论之一，乃"天人相应"之道的具体体现。

但是，"取类比象"不是一些反对者心目中简单而低级的类比，不是毫无内在联系事物之间的"乱点鸳鸯"和"拉郎配"。而反中医者只是扯上一点表面现象来攻击"取类比象"，不是一叶知秋，而是以偏概全，还自认为获取了反中医的铁证，真乃可怜之人必有可恨之处。

"取类比象"于中医学已升华为高境界而严谨的哲学逻辑，其最高境界就是以"自然之道"来权衡人类活动和生命运动的合理性，其本质就是两个相类事物之间内在规律的相通性。中医人千万不能丢了这个法宝，也不可任性曲解之。2015-5-14 18:02

有琴舒歌:《药类法象》的风升生、热浮长、湿化成、燥降收、寒沉降，是真正基于医学实践的"取类比象"；而皮治皮、节治骨、藤治筋、枝治肢之类的所谓法象药理，就是低级的类比。两者区别甚大，不能同日而语。2015-5-15 11:47

【参自然，析病机，定治则】有患者头晕而木楞，但以晴天为重，而阴天倒也好过。析其机，无非三端：一者体内有热，天晴则同气相感，体内邪热升腾于上；二者体内有阴浊郁（淤）遏，天晴则体阳蒸腾，阴霾上蒙；三者体阴有亏，天晴体阳蒸腾，则阴愈耗而上承不及。此患脉左紧躁右濡缓，苔白腻，析辨之，当既阴亏又湿浊之证，遂以济阴化浊之法治之，乃愈。

另有患者病抑郁之疾，然自始至终伴随咳嗽、胸凉之症，彼重则此重，彼轻则此轻，如此者六年矣。析其机，心者君火以明，应日之脏；肺清虚，处高位而覆下，应天之脏。抑郁之患，多为胸阳郁遏，亦即心肺之阳为阴所困，故除心神之变外尚有肺郁之状。此正乃人体"天阴日蔽"之候！此患脉滑躁和濡缓相间，舌淡胖大苔腻，然舌前有大量红突，显系阴浊困遏、阳郁化热之象。治宜"拨云见日"法，化浊通阳，疏散郁热，廓清胸怀，施以枳实薤白桂枝汤合升降散加杏仁茯苓。患者服 7 剂后复诊，自诉心胸开阔疏朗不少，咳嗽、胸凉之症偶有；切脉现柔缓之象，继以廓清之法。2015-11-2 16:56

Saw 斯基：枳实薤白桂枝汤通阳泄浊；升降散长于疏调肝胆，上开下达，以宣散三焦郁热；杏仁、茯苓合枳实薤白桂枝汤之厚朴，成叶氏"杏、朴、苓"之法，轻苦微辛，善于肃降肺胃，以分消三焦湿浊。胸头觉冷者，乃阴霾未散，阳不通达之象，不可见之遽投温补，以致邪气漫无出路，甚者竭力

260

补死矣。2015-11-3 15:13

负克强：Saw 斯基窥尽吾意也。2015-11-3 16:16

"中庸"最好的诠释

"中庸"是儒家追求的处世之道，多理解为不偏不倚的平衡态。但现代史学大家吕思勉于其所讲《国学纲要》中是这样诠释的："其处己之道，最高者为中庸……中庸者，随时随地审处而求其至当。"言中庸乃审时度势以求最适当之术略。窃意此释最佳。以此而言，中庸亦为中医调治之最高法则也。2014-1-27 23:30

有琴舒歌："人心惟危，道心惟微；惟精惟一，允执厥中。"（《尚书·大禹谟》）2014-1-28 07:17

雷霆和万钧：中庸就是阴阳高度平衡；就是恬惔虚无，真气从之；就是"天地不仁，以万物为刍狗"（《道德经》）。2014-1-28 08:32

ZhonG_桂鹏：中庸不是一定不走极端，而是该做什么的时候就做什么，儒家代表之一的孟子也说过"虽千万人，吾往矣"（《孟子·公孙丑上》）。

2014-1-28 09:51

道和术

"道"就是方向，就是"骨架"，或"框架"。有了方向、有了架子，但里面无实实在在的"血肉"和内容，空洞无物，则这些所谓的架子就是个空架子，无任何意义。这些"血肉"和"内容"就是"术"。一心求"道"而贬"术"，为末流小技者，这个架子迟早就倒了。中医学也是如此。2015-1-4 12:09

道有止而术无涯

中医是开放的学科，学习要领得当，掌握其大道是根本（此"道"也是在不断完善中）。然"道"统筹下的"术"又是无止境的，不要幻想有速成的天上掉下来的捷径。正如一个农学家虽然可以知道种田的一些道略，但他一时掌握不了农具种类、用途及技巧也是白搭，且农具发展又是无止境的。2014-1-10 23:42

科学和自然

相对而言，"科学"是相对的，在一定范围内、系统内、局部内、时空内是"科学"的，但超出一定的范围，"科学"的"双刃剑"性质就显露无遗，这些在工业文明及工业、科学发达而人类生存环境被破坏之事实中已有了彻底的证明；而"自然"是绝对的，其大道规律是整个自然宇宙及其事物的生存或存在之道，常言"自然而然"。即使相对于一个时空、一个角度、一个系统很实用的"科学"，但如违背自然、挑战自然、和自然拧着干，那么这个"科学"最终是祸害人类的。这就是为什么一些不懂科学的人对一些"科学"可以预见，可以说三道四的原因。

一个合格科学家的首要素质就是尊崇自然，可惜一大部分"科学家"仗着"科学"无法无天。科学须建立在"自然"基础上，才是真正的科学；如只死抠"科学"而不顾自然就是"科学教条主义"。好在当下并不缺乏虽不懂科学但知道以自然为宗的智者。但愿这样的智者以后越来越多，而"科学教条主义"者越来越少，就是人类之福。

中医学的基础就是"自然之道"，当然，中医学的振兴和发展亦须继续遵循这个规律。2014-3-12 17:53

除了科学就是伪科学吗

梁启超患肾病，在当时的顶级医院被主治医生把肾割错了，导致不治，但为了不影响"科学"的声誉，他及家人竟讳莫如深；胡适同样患肾病，在西医束手无策之下，被中医治好了，但出于同样的理由，他也始终不肯痛快承认此事。当时一些知识分子为"科学"竟至于此，不得不令人叹惋 。难道，在这些名人心目中，除了"科学"外就只有"伪科学"吗？ 2014-3-2 23:19

哲学与科学、中医与西医

相对而言，哲学是形而上的，属道层面；科学是形而下的，属术层面。哲学和科学均不是终极真理，但由于哲学方法论的高度性、前瞻性，其"格局"总高于科学，而科学最容易走入死角。科学如不以哲学把握方向、统筹整体，则科学势必落入"无限还原""只见死斑不见活豹"的死胡同。哲学可以拿科学验证，但科学验证不了的哲学未必是错的，因为科学往往是相对的、局部的，甚而是错误的。相对而言，中医学哲学的成分多一点，西医学科学的成分多一点。中医是在自然宇宙、社会环境中，考察调理个体意义上人体之整体动态；西医是在具普遍意义上的人体中，观察调节各系统脏器、组织分子的局部或微观生态。 2014-1-27 16:58

中医博士杨新宇：不能够赞同您的观点。这个观点离开医学理论讨论的范畴，哲学之于现代医学和传统医学的指导作用是一样的。从方法论、认识论来看，对两者的影响不分高低。中医学如果说还有一点和西医学不一样，就是传统思维的势落，现代医学也并不更为科学，只是在当下与人们的认识相互接近，这与民俗文化的衰落与兴盛一样。2014-1-27 22:29

负克强：你说的有道理。我所言只是针对中西医之哲学成分相对多少而言。
2014-1-27 22:47

文化性和技术性

　　每一门学术或学科均存在文化和技术这两种属性，只是两种属性的比重各有不同。中医的这两种属性更为典型。中医的文化性就是中华传统哲学思想，其核心就是天人合一观，这其实就是中医的指导思想；在这些思想指导下所发掘的用以解决人类身心健康问题的具体法则、方法、药物以及其他"工具"，便是中医的技术性。在高明的中医那儿，文化性和技术性会得到较完美而有机的融合，谁也离不开谁。如只追求技术，则往往会陷入"唯科学论"或经验实用主义，而缺乏高瞻远瞩的思想高度；如脱离技术的文化性，则是唯有娱乐意义的空谈，是无实践根基的"玄学"。2016-3-2 17:00

中医学和循证医学之间有一个不可调和的矛盾

在当时甚而以后很长一段时期内，中医学和循证医学之间有一个不可调和的矛盾，就是如何看待和处理中医学的一个很重要的概念——气。后者只看重"实实在在"的证据和数据，只相信外在物质的变化，而中医学绝不能没有"气"。气为形之先，形为气之聚；从器知气，从气理器。如摒弃"气"这个概念，等于抽掉了中医学的内核。2015-6-11 17:40

杨国栋 6666："气"是构成世界的基本物质，"气"是中医的灵魂，是中医的内核。《淮南子·原道训》云："气者，生之元也。"气是生命的本源，"有气则生，无气则死，生者以其气"（《管子》）。《素问·阴阳应象大论》曰："气化则精生，味和则形长。"说明了精气之间的相互化生，从而维持了人体的生长和生命活动变化。2015-6-11 18:27

中医科研和中医研究

中医科研，多为当下的中医基础研究，也就是从实证角度、微观角度来观测、验证中医药理论的"科学性"；而中医研究，就是回归中医思想思维、回归中医理论体系本身，从天人相应、传统哲学、宏观整体、动态平衡、生命规律、身心相关等角度广泛而深刻地研究、梳理、求索中医理论和临床问题，或其中某一角度、某一学术、某一流派的内涵和沿革。

问题是，官方往往把"中医科研"当做了"中医研究"，并认为只有这种"科研"之路子和成果才是高端中医或中医高端，代表中医学的高水平；其实此乃"研究中医"而非"中医研究"，不代表真正的中医理论和临床水平。虽然二者内涵和外延均有差别，皆有积极意义，但当下更要注重"中医研究"，也就是先把中医学固有的"博大精深"研究好、传承好。2015-7-22 18:54

西医学模式的最终转化

希波克拉底曰："医学家必须同时是哲学家。"当下一位西医博导亦云，医学模式的转化归根到底是哲学思维方式的转换。其言行医有三境界：一是手术匠，用"手"看病；二是医学家，用"脑"看病；三是医学大师，既是医学家，还是哲学家，用"心"看病。可见，西医模式最终的转化当步中医后尘矣！2014-7-13 13:48

中医大家的"独特"

古今中医大家之所以成为"大家"，之所以造诣高深、疗效显著，除其掌握了中医学中的基础知识、共性理论外，主要是由于他（她）们各自的独特道略、独特学术、独特见解、独特方法。"大家"们独具特色的个性化理论和经验不但是中医学的瑰宝，更是中医学有别于西医学的鲜明靓点。2015-7-23 12:14

剑南山 6868：独特而有效是好，但缺乏系统整理，没有补充到中医理论方药的体系中，这独特是白白浪费掉了。实际上，中医发展是停滞的，起码是非常缓慢的。2015-7-23 13:08

中医刘建松 V：这个独特是在掌握基础之上发展（体悟）而来，现在大多数基础都不牢，何来"大家"和独特？2015-7-25 16:08